総合診療医のための
「子どもの眠り」の基礎知識

東京北社会保険病院　副院長　神山　潤（コウヤマ　ジュン）【著】

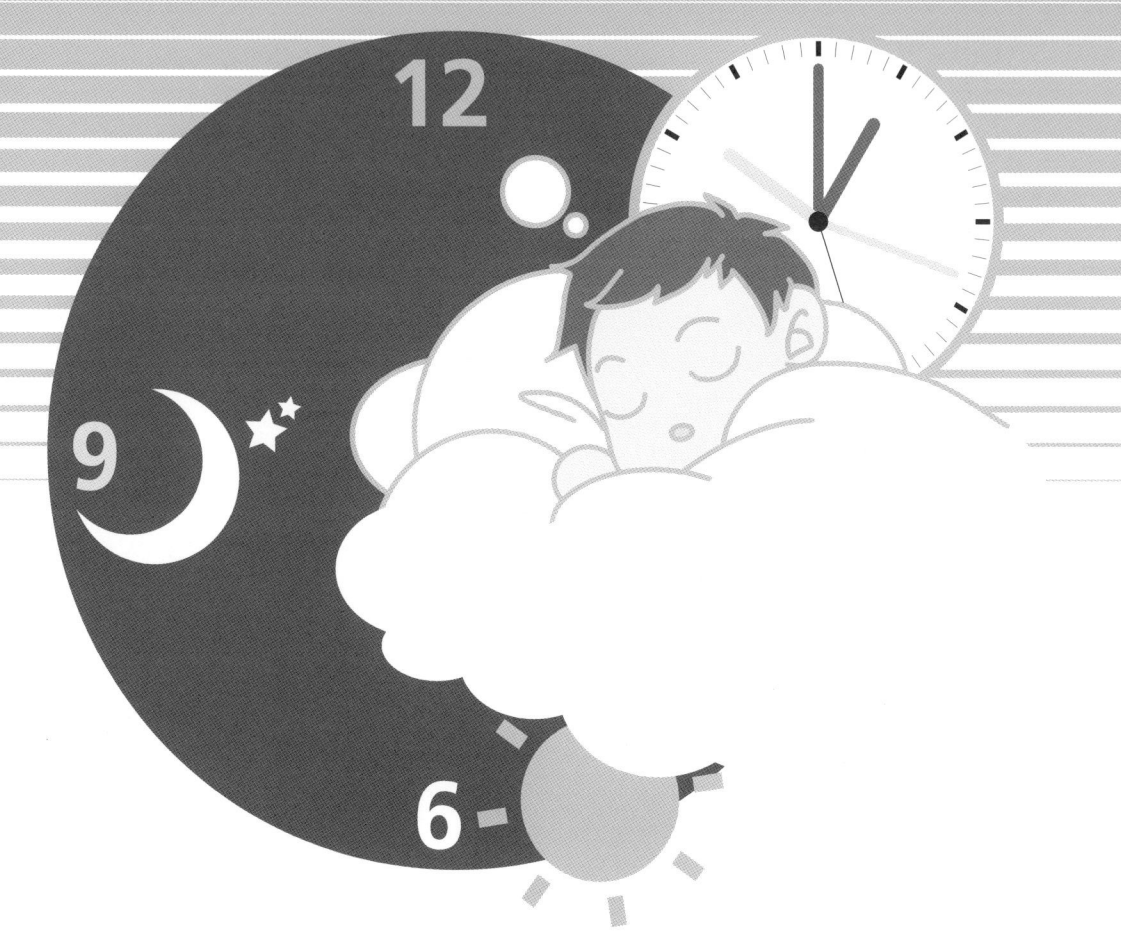

株式会社 新興医学出版社

はじめに

　眠りに関する人々の訴えは近年増加し、眠りに関する一般の啓発書は多数刊行されている。しかし医師向けの教科書は必ずしも十分な刊行がなされているとはいえない。眠りに関する医学教育が疎かにされていることもその理由のひとつであろう。ではなぜ眠りに関する医学教育が疎かにされているかといえば、それは、眠りを医療として扱う姿勢が今の日本の医学界では必ずしも十分とはいえないことと関連しているのではないだろうか。日本の医学界ではいまだ disease-oriented medicine が health-oriented medicine よりも主流であり、health-oriented な嗜好は医学界には馴染まないと多くの医療者には感じられているのかもしれない。しかし眠りに関する患者さんの悩みは深刻だ。

　筆者は睡眠外来を開設することで、赤ちゃんの養育者から高齢者まで、さまざまな年齢層の方々から、多種多様な眠りに関する悩みを伺うという貴重な機会をいただいている。そこでは筆者が自信を持って「それは心配ありませんよ。」とお伝えすることで、患者さんの悩みが氷解する場合も決して少なくはない。さまざまな啓発書を読み漁り、眠りはこうあらねばならない、との確信を持ち、自らの眠りの異常を主訴に受診される患者さんも少なくない。そんな場合でも「そうでなくともいいと思います。」と、背景にある理屈を踏まえ、きちんとご説明することで安心される患者さんも相当数に上る。つまり眠りに関する基礎的知識を医療者が正確に持つことで、患者さんの悩みに対し、適切な対応が可能な場合が多いことを、筆者は睡眠外来を通じて学んだ。

　しかし子どもの場合には、今、子どもたちをとりまく社会環境の影響もあり、対応には苦慮することが、もともと小児科医である筆者にとっても少なくはない。また成人の眠りに関する医学書は皆無ではないものの、子どもの眠りに特化した邦文の教科書を筆者は寡聞にして知らない。そこで本書では第一線の臨床現場で眠りの悩みへの対応を迫られる、総合診療医、家庭医、すなわち general practitioner の先生方を念頭に、子どもの眠りに関する臨床的事項を中心に概説することとした。成人、高齢者への対応については、本書にも記した眠りに関する基礎的事項を考慮することである程度の対応は可能であろうと考え、本書では特に紙面を割くことはしなかった。

　基本的には参考文献を主とするこれまでの著述に、最近の知見を追加、最後の章には 6 ヵ月から 19 歳にわたる 12 例の症例を提示した。読みやすさとコンパクトさを念頭に、引用の図表を除いては文献の引用も割愛した。引用文献の確認は参考文献でお願いしたい。諸姉諸兄の参考になれば幸いである。

2008 年 4 月吉日　　　　　　　　　　　　　　　　　　　　　　　神山　潤

目　次

はじめに	i

Ⅰ．眠りに関する基礎的事項 ……………………………………………………… 1
1．睡眠中枢・覚醒中枢 ………………………………………………………… 1
　　1) 覚醒中枢 ……………………………………………………………… 2
　　2) 睡眠中枢 ……………………………………………………………… 2
　　3) 前脳基底部 …………………………………………………………… 3
　　4) 脳幹部 ………………………………………………………………… 3
2．生体時計 ……………………………………………………………………… 3
　　1) 周期発生機構 ………………………………………………………… 3
　　2) 出力 …………………………………………………………………… 5
3．睡眠覚醒の切り替え ………………………………………………………… 5
4．レム睡眠とノンレム睡眠 …………………………………………………… 6
5．睡眠物質、サイトカイン、ホルモン ……………………………………… 8
6．動物の眠り …………………………………………………………………… 10
7．夢 ……………………………………………………………………………… 10

Ⅱ．眠りの加齢変化 ………………………………………………………………… 13

Ⅲ．睡眠の観察 ……………………………………………………………………… 17
1．睡眠ポリグラフィー ………………………………………………………… 17
2．睡眠ポリグラフィー以外の睡眠観察 ……………………………………… 19
3．評価項目 ……………………………………………………………………… 20
　　1) 睡眠覚醒リズム ……………………………………………………… 20
　　2) 睡眠段階 ……………………………………………………………… 20
　　3) 急速眼球運動 ………………………………………………………… 21
　　4) 筋活動制御 …………………………………………………………… 21
　　5) 体動 …………………………………………………………………… 22
　　6) 抑制係数 ……………………………………………………………… 23
　　　　＜TII＞、＜PII＞ ……………………………………………………… 24
　　7) 覚醒反応 ……………………………………………………………… 26
　　8) cyclic alternating pattern（CAP） ………………………………… 26
　　9) 質問紙 ………………………………………………………………… 26

IV. 小児でよくみる睡眠関連病態 …… 29

1. 不眠症 …… 29
   1) 不適切な睡眠衛生 …… 29
   2) 小児の行動性不眠症 …… 29
2. 睡眠呼吸異常症 …… 32
3. 過眠症 …… 33
   1) ナルコレプシー …… 33
   2) Kleine-Levin 症候群 …… 34
   3) 行動性睡眠不足症候群 …… 34
4. 概日リズム異常症 …… 34
5. 睡眠随伴症 …… 35
   1) 覚醒障害 …… 35
   2) レム睡眠行動異常症 …… 37
   3) 悪夢 …… 37
   4) 夜尿症 …… 38
6. 睡眠関連運動異常症 …… 38
   1) レストレスレッグズ症候群 …… 38
   2) 周期性四肢運動異常症 …… 39
   3) 睡眠関連歯ぎしり …… 39
   4) 睡眠関連律動性運動異常症 …… 39
7. 単独の諸症状・正常範囲内と思われる異型症状・未解決の諸症状 …… 39
   1) いびき …… 40
   2) 寝言 …… 40
   3) 睡眠時ひきつけ …… 40
   4) 乳児期の良性睡眠時ミオクローヌス …… 40
   5) 長時間睡眠者・短時間睡眠者 …… 40
8. 国際分類にない項目 …… 43
   1) 夜泣き …… 43
   2) 睡眠中に発作をきたしやすい小児のてんかん …… 45
   3) 乳児突然死症候群 …… 45
   4) ここまで述べていない小児神経科領域の疾患に伴う眠りの問題 …… 46
   5) 朝型・夜型 …… 47

V．夜ふかし……………………………………………………………………………… 49

1．現状 ……………………………………………………………………………… 49
   1) 乳幼児 …………………………………………………………………… 49
   2) 小中高生 ………………………………………………………………… 51
   3) 子どもたちの様子 ……………………………………………………… 51

2．筆者の研究から ………………………………………………………………… 52
   1) 研究の端緒 ……………………………………………………………… 52
   2) 夜ふかしと睡眠時間 …………………………………………………… 53
   3) 生活習慣と行動 ………………………………………………………… 53
       ＜方法＞、＜結果＞、＜まとめ＞ ……………………………… 53
   4) 生活リズムと脳機能 …………………………………………………… 57
   5) 生活習慣とメラトニン ………………………………………………… 59

3．問題点 …………………………………………………………………………… 60
   1) 慢性の時差ぼけ ………………………………………………………… 60
   2) 明るい夜 ………………………………………………………………… 60
   3) 睡眠不足 ………………………………………………………………… 61
   4) 運動不足 ………………………………………………………………… 61
       a．運動と脳機能、b．低セロトニン症候群 …………………… 61
   5) まとめ …………………………………………………………………… 63

4．対策 ……………………………………………………………………………… 64
   1) 睡眠衛生の基本の確認 ………………………………………………… 64
   2) メディア ………………………………………………………………… 65
   3) 食習慣 …………………………………………………………………… 67
   4) 望ましい就床時刻 ……………………………………………………… 69
   5) 社会的背景と対応 ……………………………………………………… 69
   6) 早起きをするために …………………………………………………… 71

5．社会の認識のズレ ……………………………………………………………… 76

6．夜ふかし関連病態：起立性調節障害、慢性疲労症候群、burnout、抑うつ傾向 ………… 78

7．失同調 …………………………………………………………………………… 80

8．眠を制べし（ネムリヲイマシムベシ）………………………………………… 81

VI．症例提示 …………………………………………………………………………… 83

  ①―⑫ ……………………………………………………………………………… 83

おわりに …………………………………………………………………………………… 94
参考文献 …………………………………………………………………………………… 94

Ⅰ．眠りに関する基礎的事項

1．睡眠中枢・覚醒中枢（図1）

　20世紀初頭，嗜眠性脳炎に罹患し持続的な昏睡後に死亡した患者の剖検脳での視床下部後部から中脳にかけての点状出血病変と，病的な不眠患者の剖検脳での視床下部前部に限局した病変を観察したウィーンの神経内科医が，視床下部後部から中脳にかけての領域が覚醒維持に重要な覚醒中枢であり，視床下部前部は睡眠誘導に重要な睡眠中枢であることを予想した。従来睡眠は覚醒に対立する受動的な過程と考えられていたわけで，睡眠を脳の能動的な活動の表出であるとするこの考え方は当時の研究者に驚きを与えた。そして近年この観察結果と矛盾しない研究結果が得られている。

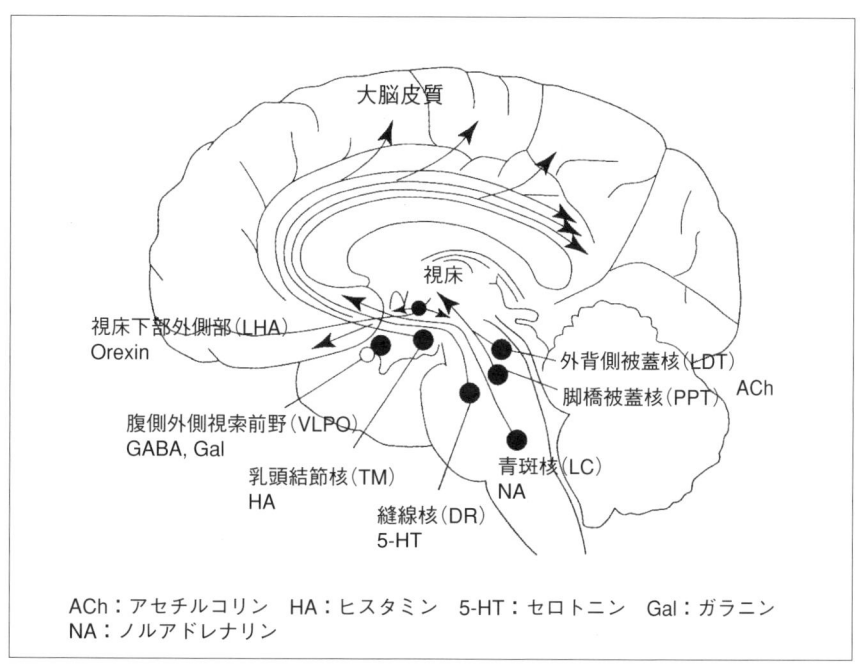

図1　睡眠覚醒に関わる皮質下構造
Saper CB, Chou TC, Scammell TE.: The sleep switch: hypothalamic control of sleep and wakefulness. Trends Neurosci. 2001; 24: 726-731. の中の図を改変

1）覚醒中枢

　覚醒の発現・維持に重要な物質として、ヒスタミンとオレキシン/ヒポクレチンがある。ヒスタミン神経系の起始核である乳頭結節核（tuberomammillary nucleus, TMN）は後部視床下部に左右1対認め、またオレキシン/ヒポクレチン神経を有する神経細胞は主として視床下部外側野に存在する。

　ヒスタミンは覚醒の発現・維持に重要な役割を担っており、ヒスタミン神経系は広く全脳に投射している。最近は脳内移行の少ない抗ヒスタミン剤が開発され、眠気をもたらさないことが売りにもされているが、従来の風邪薬成分である抗ヒスタミン剤は中枢に存在するヒスタミンH1受容体を阻害することで眠気をもたらす。二十世紀初頭に観察された嗜眠性脳炎患者の脳病変はTMNのヒスタミンニューロンの損傷であろう。

　視床下部外側野に始まるオレキシン/ヒポクレチン神経系も小脳を除く中枢神経系全般に広く投射している。特にTMNのみならず、脳幹のモノアミン作動性神経系（腹側被蓋野（ドーパミン）、青斑核（ノルアドレナリン）、縫線核（セロトニン））、コリン作動性神経系（外背側被蓋核、脚橋被蓋核）など、覚醒時に活動が高まっている神経系に投射を認めることが特徴で、オレキシン/ヒポクレチンはこれらの神経系の活動を賦活する。ナルコレプシーは睡眠発作を主症状とするが、この動物モデル（イヌ、マウス）ではオレキシン受容体をコードする遺伝子に異常を認め、またヒトナルコレプシー患者ではオレキシン含有細胞の減少や髄液中のオレキシン濃度低下が報告されている。

2）睡眠中枢

　睡眠の発現・維持に重要な部位として腹側外側視索前野（ventrolateral preoptic area, VLPO）がある。VLPOには睡眠時に特異的に活動が高まる神経細胞群が同定された。この部位からはGABAあるいはガラニン含有神経線維がTMNに投射し、その活動を抑制する。VLPOからのGABA・ガラニン含有線維は、TMNのほか、脳幹の縫線核や延髄の腹外側部、さらに青斑核といった覚醒系へ広く投射しており、この覚醒系への抑制が睡眠の誘発に関連すると考えられている。

　内側視索前野（median preoptic nucleus, MnPN）の大多数の細胞も、VLPOの細胞群同様、睡眠時の活動が高い。またMnPNでも睡眠に関連して活動が高まる細胞がGABAを有していることが示唆され、さらにこの部位からは、橋のモノアミン系神経細胞群、外側視床下部、前脳基底部のコリン系細胞群などの覚醒系への投射もある。つまりVLPOのみならずMnPNもが覚醒系に抑制効果を及ぼしている。

　そしてMnPNとVLPOとの間には密な相互投射もある。VLPOの神経活動は寝入ると高まるが、睡眠不足の状態では高まらない。しかしMnPNの神経活動は睡眠欲求が高まると高ま

りはじめる。

3）前脳基底部

プロスタグランジンD2はVLPOを介して睡眠をもたらす。プロスタグランジンD2の受容体は前脳基底部のクモ膜に局在し、その受容体の刺激で局所のアデノシン濃度が上昇、前脳基底部近傍に広く分布するアデノシンA2a受容体発現神経細胞を活性化、この活性化がVLPOの活性を高め、睡眠を発来させる。プロスタグランジンD2の脳脊髄液中の濃度はツェツェバエによって媒介されるトリパノソーマ原虫の感染で生じるアフリカ睡眠病の患者で上昇している。

4）脳幹部

覚醒状態の維持には、脳幹網様体の興奮が視床を介して大脳全体を興奮させることが必要だ、との考え方から上行性網様体賦活系の概念が構築されたが、その実態は長らく明らかではなかった。近年脳幹に起源をもち脳の広い領域に投射する細胞群、すなわち汎性投射系として、青斑核から発するノルアドレナリン作動性投射、背側縫線核から発するセロトニン作動性投射、外背側被蓋核と脚橋被蓋核から発するコリン作動性投射、後部視床下部の乳頭結節核に起源するヒスタミン作動性投射が同定された。

このうちノルアドレナリンニューロン、セロトニンニューロン、ヒスタミンニューロンは覚醒時に発火活動が高まる。またアセチルコリンニューロンの一部も、レム睡眠時に加え、覚醒時にも活動を高める。そしてノルアドレナリン、ヒスタミン、アセチルコリンは視床や大脳皮質のニューロンに興奮性に作用することから確かに覚醒系といえる。しかしセロトニンには上位中枢に対する明確な興奮性作用は認められていない。

2．生体時計

1）周期発生機構

視床下部前方の腹側部の破壊がげっ歯類の活動の概日リズムを消失させたとの1967年の発見に続き、1972年には網膜から視交叉上核（suprachiasmatic nucleus, SCN）への直接投射が報告され、さらに両側SCN破壊が概日リズムを消失させることが報告された。その後時計には自己発振性があり、移植も可能なことがわかり、現在では哺乳類概日リズムの主時計はSCNに存在することが確立された。

約24時間周期の時計周期を生み出す機構の基本は、時計遺伝子が転写・翻訳された後、産生される時計蛋白質が、自分自身の転写制御を抑制するという負のフィードバックループと考えられている。

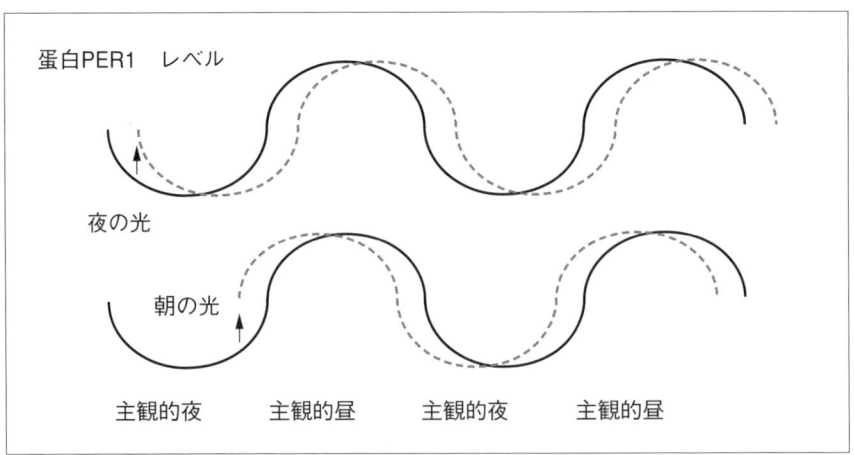

図2 時計遺伝子産物蛋白の日内変動に及ぼす光の影響
Rosenwasser AM & Turek FW: Physiology of the Mammalian circadian system. In:Kryger MH, Roth T, Dement WC eds, Principles and Practice of Sleep Medicine 2005; 351-362. Elsevier Saundersを改変

　光情報は網膜視床下部路を介して、SCNのグルタメート受容体を刺激する。SCNの細胞に光あるいはグルタメート刺激を主観的な夜（暗期）の前半に与えると位相は遅延し、同様な刺激を主観的な夜（暗期）の後半に与えると、位相は前進する。同じ光刺激が照射する時期によって効果が異なる理由については以下のような機構が考えられている。時計遺伝子 Per1 の産物蛋白である Per1 は負のフィードバックループによって、昼間に翻訳される量が夜間よりも多いという24時間に近い周期での日内変動を呈する（図2）。そして光刺激は Per1 遺伝子のmRNAへの転写を促し、産物蛋白 Per1 の翻訳量を増す。そこで翻訳量が減じ始めた夜間早期に光照射があると、上の図の点線で示すような状態をもたらし、24時間に近い周期での日内変動の位相を後退させる。一方翻訳量が増し始めた夜間後期、すなわち朝に光照射があると、下の図の点線で示すような状態をもたらし、24時間に近い周期での日内変動の位相を前進させる。なお重水には時計周期を延長させる作用がある。
　ある種の細菌では時計遺伝子が負のフィードバックループでリズムを発生するが、代謝が低下し、遺伝子発現が抑制される連続暗条件下でも時計蛋白質のひとつKaiCのリン酸化に約1日周期の体内リズムが認められた。時計周期には温度条件を変えても一周期にかかる時間が変わらない性質があるが、KaiCのリン酸化による周期は温度による影響を受けない。これは遺伝子の関与なしに蛋白質だけで周期が形成される可能性を示している。

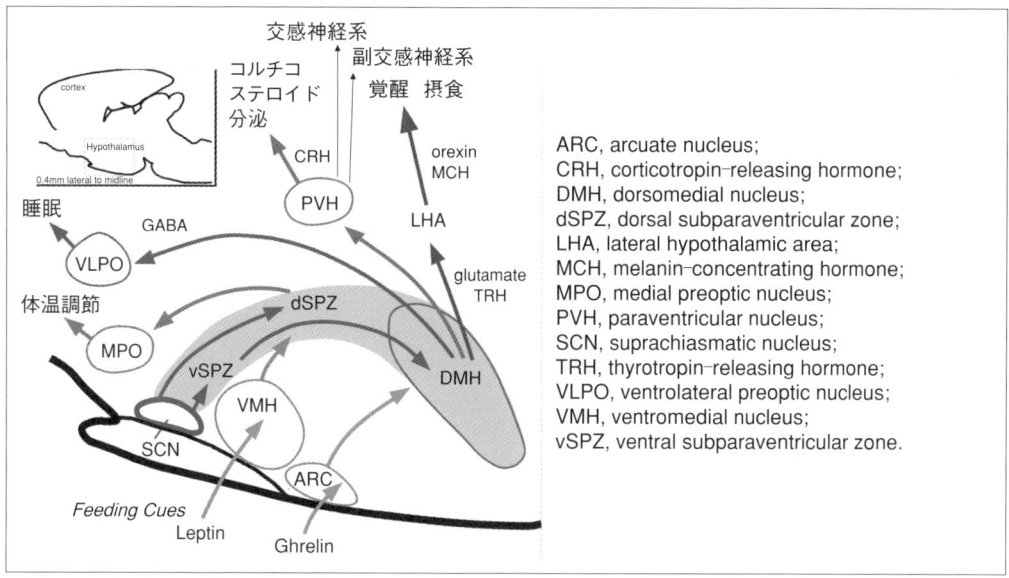

図3　SCNからの出力が種々の生体現象の概日リズムを制御
Saper CB, Cano G, Scammell TE.: Homeostatic, circadian, and emotional regulation of sleep. J Comp Neurol. 2005; 493: 92-98.を改変

2）出力

　SCNからの情報はsubparaventricular zoneと背内側核（DMH）を介して、睡眠、覚醒、体温、コルチコステロイドホルモン分泌、交感神経・副交感神経などを司る各脳部位に投射している（図3）。このようなSCNからの出力の結果、ヒトは夜寝て、朝目覚め、体温は明け方に最低となり、午後から夕方に最高となる。夜になると自律神経のうち「副交感神経」が活発に働き、血圧は下がるが、朝が近づくと一日活動するというストレスに備え、ステロイドホルモンが分泌され、目覚めると、「副交感神経」にかわって「交感神経」が活発に働き、血圧が上がり、脳や筋肉に血液が送られ、考えたり、身体を動かすのに都合がよくなる。成長ホルモンは寝入ってすぐの深い眠りの時期に分泌され、抗酸化作用、睡眠誘発リズム調整作用、性的成熟抑制作用を有するメラトニンは朝目覚めた後14～16時間した暗い環境で松果体より分泌される。なおメラトニン分泌量は乳幼児期に生涯で最も高い（図4矢印）。これを筆者は"メラトニンシャワー"と称しているが、メラトニンシャワーの生理的な意義は不明である。

3．睡眠覚醒の切り替え

　生体時計から睡眠中枢あるいは覚醒系に入った情報はそれぞれの作用を促進あるいは抑制す

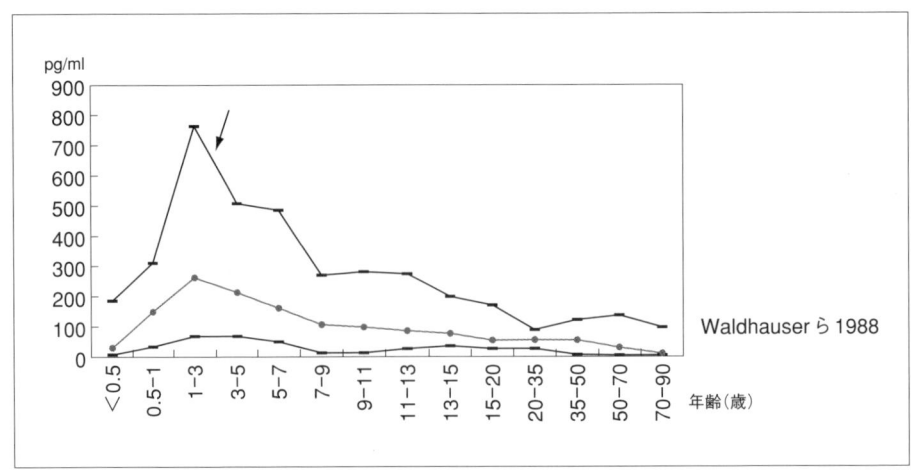

図4 メラトニンの夜間分泌量の加齢変化（中央値と5%、75%の信頼区間も表示）
Waldhauser F, Weiszenbacher G, Tatzer E, Gisinger B, Waldhauser M, Schemper M, Frisch H. Alterations in nocturnal serum melatonin levels in humans with growth and aging. J Clin Endocrinol Metab. 1988; 66: 648-652.から作成

る。仮に睡眠を促す刺激がVLPO・MnPNに入ったとすると、これらの部位の活動が高まり、その投射先である覚醒系（乳頭結節核、縫線核や延髄の腹外側部、青斑核、外側視床下部、前脳基底部のコリン系細胞群）の活動を抑制する。その結果これら覚醒系から睡眠中枢への抑制性入力が減少し、睡眠が安定する。そして生体時計からの入力も含め何らかの要因で覚醒系の活動が高まると、睡眠中枢への抑制が高まり、その結果先に述べた睡眠中枢から覚醒系に作用する抑制が減少し、覚醒系の活動が睡眠中枢よりも優位な状態で安定する。これが現在想定されている睡眠覚醒に関わるflip-flop回路仮説（中間状態のないシーソーモデル）の概略（図5）で、これは睡眠覚醒の各状態の安定性の説明には好都合だが、睡眠と覚醒と間の変化をもたらす要因については説明していない。

4. レム睡眠とノンレム睡眠

　レム睡眠とは急速眼球運動（Rapid Eye Movement）を伴う睡眠で、英語の頭文字をとってREM（レム）睡眠と呼ぶ。典型的なレム睡眠期には急速眼球運動が見られ、脳波が低振幅化し、抗重力筋の筋活動が消失する。レムでないという意味のノンレム睡眠期には基本的に筋活動は保たれるが、睡眠が深まるにつれ、その活動は次第に低下する。ノンレム睡眠期は、脳波所見から4つに分けられている。覚醒安静閉眼時に後頭部を中心に安定して出現していたα波の出現が減ずると睡眠段階1と判定し、睡眠紡錘波が出現（しばしば中心・頭頂部）すると睡眠段階2と判定する。睡眠段階1では必ずしもすべての人が「眠り」を自覚するわけではないが、睡眠段階2に入ると、ほとんどすべての人が「眠り」を自覚する。睡眠段階3・4は徐波

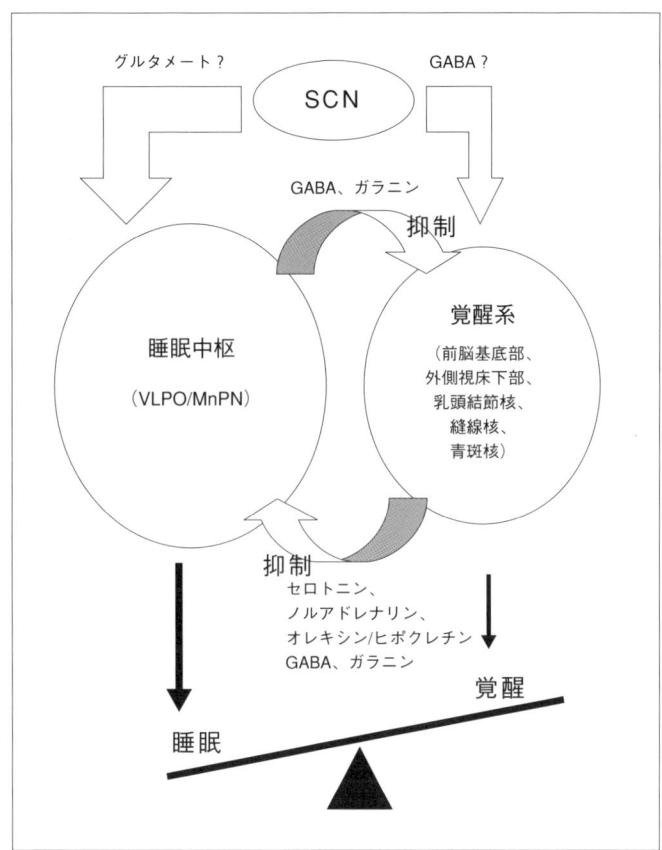

図5　睡眠覚醒に関わるflip-flop回路仮説を説明する模式図
Saper CB, Chou TC, Scammell TE.: The sleep switch: hypothalamic control of sleep and wakefulness. Trends Neurosci. 2001; 24: 726-731. を改変

睡眠段階とも呼ばれる深い眠りで、なかなか起こしにくい（覚醒域値が高い）。ではレム睡眠は浅い眠りかというと、必ずしもそうとは言い切れない。レム睡眠期には、運動系のみならず、感覚入力系に対しても抑制が作用しており、覚醒刺激が脳に伝わりにくい。レム睡眠期に起こすとほぼ80％以上の人が夢を見ていたと報告するが、ノンレム睡眠期に起こした場合にはこの割合が低く、また夢内容の生き生きさが乏しいと言われている。徐波睡眠期には呼吸や心拍、血圧は安定し、体動も少ないが、レム睡眠期には呼吸や心拍、血圧は不規則になり、平均するとノンレム睡眠期より呼吸数、心拍数、血圧はいずれも高い。

　ノンレム睡眠とレム睡眠とは交互に出現する。通常成人では一晩にそれぞれが4～5回繰り返す。ただ繰り返すとは言っても、睡眠前半にはノンレム睡眠、特に徐波睡眠が多く出現し、睡眠後半にはレム睡眠が多く出現する。寝入って最初のレム睡眠の持続は5～10分だが、眠り最後のレム睡眠の持続は25分ほどにもなる。また睡眠後半のノンレム睡眠は睡眠段階2が

主体となる。

　レム睡眠や浅いノンレム睡眠（睡眠段階1）の時には、寝言をいったり体を動かしたり、寝返りを打ったりする頻度が増す。乳児ならば、その時に泣くこともある。つまりヒトは眠っていてもある一定の時間ごとに動く。注意すべきは、年少なほどノンレム睡眠とレム睡眠とが短い周期で交互に出現する点である。この周期は成人では90～100分だが、未熟児では40分ほどである。そして加齢とともに次第に延長、新生児期から乳児期には40～50分、3ヵ月を過ぎると50～60分となる。さらに2歳で75分、5歳で84分という報告もある。

　レム睡眠は中脳と橋が存在すれば出現する。このことはヒトでも確認された。すなわち上位脳の機能がほとんどないと考えられる水無脳症や広汎な脳障害を蒙った例でも、脳波以外はレム睡眠と考えられる睡眠要素を示す状態が確認される。ポジトロン断層撮影による研究で、レム睡眠期における橋、視床、扁桃核の活性上昇、ノンレム睡眠期の大脳全般のエネルギー代謝の減少と血流減少が示されている。

　レム睡眠とノンレム睡眠とが交互に出現するメカニズムについては、古典的な仮説では、中脳橋移行部のアミン系とコリン系神経細胞との相互が相反的に影響し合うことが提唱された。2006年、ハーバード大学のグループがレム睡眠とノンレム睡眠との交互出現にも、睡眠―覚醒同様のflip-flop回路仮説（中間状態のないシーソーモデル）を提唱した。すなわち中脳橋移行部被蓋のレム睡眠期には活動を休止している神経細胞集団とレム睡眠期に活動を高める神経細胞集団との間に相互にGABAによる抑制が作用し、それぞれの状態（ノンレム睡眠またはレム睡眠）の安定は保たれるが、その中間的な状態に陥ることはほとんどない、という経験則とかなりよく合致する仮説だ。またリヨンのグループも最近「アミン-コリン仮説からGABA-グルタメート仮説へ」という論文を発表している。

5. 睡眠物質、サイトカイン、ホルモン

　睡眠欲求の高まった動物の体内に「睡眠物質」が蓄積し、その作用で睡眠がもたらされるという考えがある。日本では1909年に石森国臣によって、またフランスでは1913年にLegendre and Piéronらによって、断眠させたイヌの脳脊髄液を別のイヌの脳内に投与すると、投与されたイヌが眠ることが報告されている。しかし彼らが扱った睡眠物質の有効成分は同定されていない。

　最初の睡眠物質としては1977年にウサギの視床を低頻度刺激して徐波睡眠を誘発し、その徐波睡眠中のウサギの血中から分離されたdelta sleep-inducing peptideがある。わが国では、井上らが断眠ラットから睡眠促進物質を抽出、有効成分としてウリジンと酸化型グルタチオンを同定、早石らはプロスタグランジンD2を同定した。

　断眠ヤギの脳脊髄液から抽出されたムラミルペプチドは、後年ヒトの尿からも抽出された。

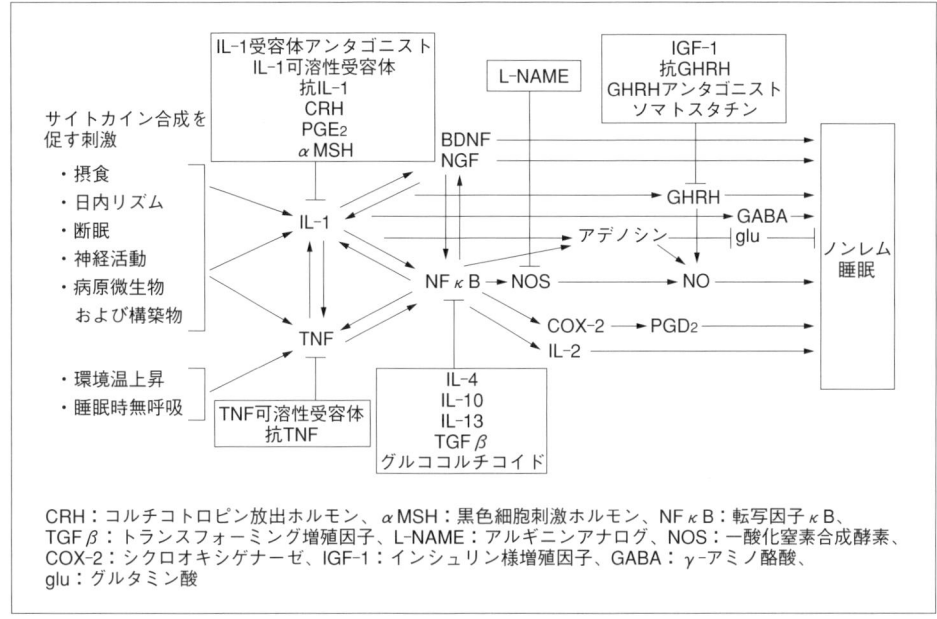

図6 睡眠物質、サイトカイン、ホルモンの睡眠調節機構
Krueger JM, Obál FJ, Fang J, Kubota T, Taishi P.: The role of cytokines in physiological sleep regulation. Ann N Y Acad Sci. 2001; 933: 211-221.の中の図を改変した．（木村昌由美：睡眠物質とその作用 Clinical Neuroscience 2004; 22: 41-44. の中の図）

ムラミルペプチドで特筆すべきは、その投与により徐波睡眠が誘発されると同時に発熱をきたすことである。その後の検討で生体が細菌やウイルスに感染すると、それらが体内で分解されて生じた物質、すなわち細菌ではムラミルペプチドや内毒素、またウイルスでは二重鎖RNAが、インターロイキン1β、インターフェロンα、腫瘍壊死因子αなどのサイトカインの産生を促進し、その結果発熱、食欲抑制に加え、徐波睡眠の増加、レム睡眠の減少がもたらされる。

　顆粒球・マクロファージコロニー刺激因子（GMCSF）は発熱を伴わず、ノンレム睡眠のみならずレム睡眠をも増す。GMCSFはまたソマトスタチンの分泌を高める。ソマトスタチンは成長ホルモンの作用を仲介するインスリン様成長因子I（IGF-1またはソマトメジンC）によって放出が促進され、成長ホルモン分泌を抑制し、レム睡眠発現を促す。なおコルチコトロピン放出刺激ホルモン（CRF）には睡眠抑制作用があるが、成長ホルモン放出刺激ホルモン（GHRH）とコルチコトロピン放出刺激ホルモンの分泌は相反的になっている。この両者の相反的な作用が、入眠後の徐波睡眠期に成長ホルモンが分泌される現象の背景にあるという。成長ホルモン放出促進ペプチドの受容体群の内因性リガンドであるghrelin（グレリン）には徐波睡眠誘発作用のほか、食欲を増進し、体重を増やす働きがある。ただしグレリンがノックアウトされたマウスでも、基本的な睡眠覚醒機構は保たれている。

　このようにサイトカインやホルモンの睡眠覚醒における作用は複雑に絡み合っている（図6）。

6. 動物の眠り

　睡眠時間と体重との間には強い負の相関があり、軽い動物ほどよく眠る。また代謝は体質量と強く負の相関を呈し、軽い動物ほど代謝が盛んだ。したがって代謝と睡眠時間との間には強い正の相関があり、代謝が盛んな動物ほどよく眠る。実際ゾウの睡眠時間は1日平均4時間で、ラットの睡眠時間は1日平均13時間である。また脳の中でも代謝率が高い部位は、睡眠が奪われることでその機能がより強く障害されるという。脳の熱を冷ますために眠るのだ、という仮説が提唱されているが、過酸化物質による障害を修復するために徐波睡眠はあるのだ、という仮説も提唱されている。

　節足動物（ガ、ハエ、ハチ、ゴキブリ）もそれぞれ特有な姿勢で周期的に静かになり、刺激への反応性が減弱する。生理学的には、「睡眠」中のサソリの心拍数は「覚醒」中よりも減弱する。爬虫類、両生類、魚類では覚醒域値の高まりをてがかりに「睡眠」と考えられる行動が観察できる。

　鳥類では、徐波睡眠期とレム睡眠期とが確認されている。ある種の鳥類では片側の大脳半球のみが徐波睡眠を呈する。鳥類のレム睡眠の量と回数は哺乳類よりも少ない。

　水生哺乳類も鳥類同様大脳半球が片側ずつ別々に徐波睡眠を呈する。クジラ目（イルカ、クジラ）はこのような時には起きている側の脳とは逆側の目を開けて、水面近くで呼吸をしながら、静止しているかゆっくり泳いでいる（図7）。なおクジラ目ではレム睡眠はほとんど観察されない。やはり水生哺乳類であるマナティーは、水中ではレム睡眠、両側大脳半球同時の徐波睡眠、そして片側半球の徐波睡眠のそれぞれの眠りを示すが、これらの時には呼吸は止めている。呼吸をするときには水面近くで両側の大脳半球を覚醒させる。アザラシやアシカも片側半球の徐波睡眠を用いるが、陸上では両側の大脳半球とも徐波睡眠に陥り、レム睡眠にも陥る。片側半球の徐波睡眠を用いれば常に脳のある部分を覚醒に保つことが可能になる。身体面の休息をいかにとるのかという問題が残るが、片側半球の睡眠は生物にとっては新たな生存戦略となる可能性がある。

7. 夢

　夢といっても明晰夢とよばれるきわめてリアルな夢をしばしば見る人もいる。夢を見終わるとぐったり疲れるとのことだ。ただ夢出現の神経機構はまだ不明で、明晰夢についての生理学的な研究もほとんどない。

　小児の夢についての縦断的な一連の研究によると、レム睡眠期に起こした際に夢を見ていたと報告する小児の割合は3～5歳で15％、5～7歳で30％、7～9歳で43％に過ぎず、成人同様の80％程度の割合に達するのは9～11歳に達してからという。また内容にも加齢変化が

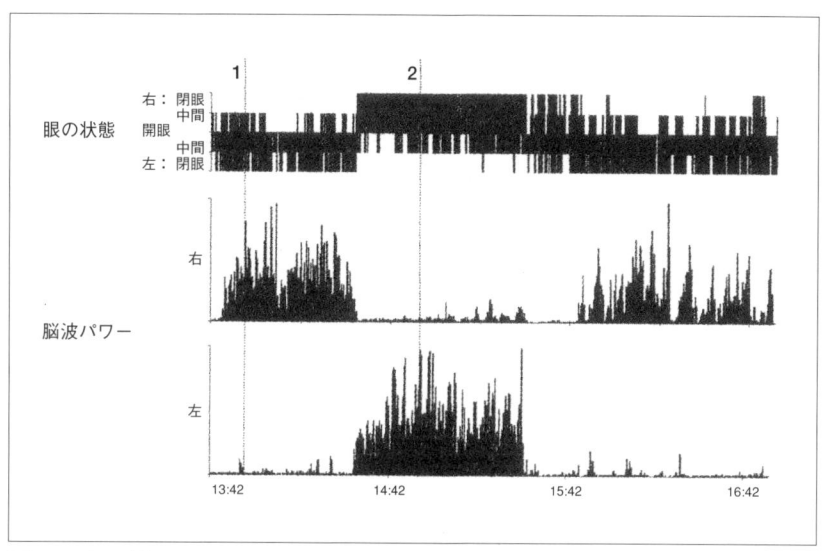

図7 白クジラの目と脳波の関係
1の時点では左目が閉じ、右側の脳波のパワーが高く、2の時点では逆に右目が閉じ、左側の脳波のパワーが高い。脳波のパワーが高いということは振幅の大きな徐波成分が多いことを示しており、徐波睡眠状態にあると考えられる。
Lyamin OI, Mukhametov LM, Siegel JM, Nazarenko EA, Polyakova IG, Shpak OV. Unihemispheric slow wave sleep and the state of the eyes in a white whale. Behav Brain Res. 2002; 129: 125-129.の図の一部改変

あり、3～5歳児の夢は短く断片的で動きはなく、自分自身が夢に登場することはほとんどないという。学齢期前になると夢に動物がしばしば登場するという。5～7歳になるといくつかの出来事が続いて夢に現れるようになり、物語的な要素が出現する。社会的な要素も認められるようになるという。7～9歳になると夢に自分自身が参加していることを述べるようになり、個人的な感想も出てくるという。

I 章の要点

- ヒスタミン神経系の起始核である乳頭結節核および視床下部外側に始まるオレキシン神経系が覚醒維持に重要（覚醒中枢）で、視床下部前部（腹側外側視索前野および内側視索前野）は睡眠誘導に重要（睡眠中枢）である。
- 哺乳類概日リズムの主時計は視交叉上核にある。
- 約24時間周期の時計周期は、時計遺伝子が転写・翻訳された後、産生される時計蛋白質が、自分自身の転写制御を抑制するという負のフィードバックループにより生ずる。
- 遺伝子発現を促す刺激（光など）が夜の前半に与えると位相は遅延し、夜の後半に与えると位相は前進する。
- 視交叉上核からの情報は睡眠、覚醒、体温、コルチコステロイド分泌、交感神経、副交感神経などを司る各脳部位に投射している。
- レム睡眠には急速眼球運動が出現、脳波が低振幅化し、抗重力筋の筋活動が消失する。
- レムでないという意味のノンレム睡眠期は、脳波所見から4つに分けられる。
- 深いノンレム睡眠である徐派睡眠期には呼吸や心拍、血圧は安定し、体動も少ないが、レム睡眠期には呼吸や心拍、血圧は不規則になり、平均するとノンレム睡眠期より呼吸数、心拍数、血圧は高い。
- ノンレム睡眠とレム睡眠は交互に出現し、年少なほどその周期は短い。
- 睡眠前半にはノンレム睡眠、特に徐派睡眠が多く、睡眠後半にはレム睡眠が多い。
- レム睡眠期には橋、視床、扁桃核の活性が上昇、ノンレム睡眠期には大脳全般のエネルギー代謝が減少し血流が減少する。
- 睡眠欲求の高まった動物の体内に「睡眠物質」が蓄積し、その作用で睡眠がもたらされるという考えが20世紀初頭からあり、いくつかの睡眠物質も同定されている。
- 睡眠や覚醒を促すサイトカインやホルモンも知られているが、その作用は複雑に絡み合っている。
- 水性哺乳類や鳥類は大脳半球が片側ずつ別々に徐派睡眠を呈する。
- レム睡眠期に起こすとほぼ80％以上の人が夢を見ていたと報告する。
- 夢出現の神経機構はまだ不明で、明晰夢と呼ばれるリアルな夢についての生理学的な研究もほとんどない。

Ⅱ. 眠りの加齢変化

　成熟新生児は、昼夜の区別なく3～4時間寝ては授乳され、また3～4時間眠る。生後3～4ヵ月までは睡眠開始時には通常レム睡眠が見られるが、生後6ヵ月では入眠直後にレム睡眠を認める割合は20％にまで減る。

　ヒトの生体時計の周期は、地球の1日である24時間よりも大多数のヒトで長い。つまり1日の長さが24時間の地球で生きていくために、ヒトは毎日無意識のうちに同調因子を手がかりに、24時間よりも長い生体時計の周期を地球の周期24時間に同調させている。重要な同調因子は朝の光、食事、社会的環境で、中でも朝の光による同調作用が最も効果的だ。つまり、すでに述べたように、朝に光を浴びることで、周期が24時間よりも長い生体時計の周期は短くなり、地球の周期24時間に同調する。ところが夜に光を浴びると、生体時計の周期はさらに長くなり、地球時刻との間に本来あるズレがさらに拡大する。

　図8はある児の出生後生後6ヵ月過ぎまでの睡眠日誌だ。1日1行で、眠っていた時間帯に線が引いてある。生まれたばかりの頃には生体時計が機能せず、明確なリズムはない。しかし生後1～3ヵ月のころには日誌のまだら模様が右下にズレる。このズレは、生体時計が働き始めたものの、その周期が地球時間の周期よりも長く、かつその両者の違いを同調できないために生ずるズレだ。生体時計が自由に活動しているとも言え、フリーランと呼ばれる。つまり生後1～3ヵ月の頃にはフリーランする場合がある。典型的なフリーランを呈する乳児は約7％と報告されている。生後3～4ヵ月を過ぎると周期が24時間よりも長い生体時計を朝の光、食事、社会的環境を手がかりに周期24時間の地球時間に同調させることができるようになり、朝の起きる時刻と夜の寝付く時刻が一定となる。

　注意すべきは生体時計の周期は大人も子どもも通常24時間より長いという点だ。よく「子どもは夜になったら眠るもの」と言われるが、生体時計の周期からすると、大人も子どもも、朝寝坊や夜ふかしのほうが楽にできる。子どもだからといって、夜になったから眠るものではない。

　生後3～4ヵ月以降夜間に比べ昼間の睡眠は明らかに減少し、「昼寝」となる。昼寝が午前午後各1回になる時期は日本では生後8ヵ月ころ、米国では生後9～12ヵ月、昼寝が午後1回になるのは日本では1歳2ヵ月以降、米国では15～24ヵ月と報告されている。5～6歳頃からは昼寝をしなくなる場合も多い。昼寝は文化的な影響も受け、昼寝を容認している地域では昼寝の習慣は生涯続く。昼寝を取る時間帯（午後2時前後）は明け方ともに、ヒトの眠気が生

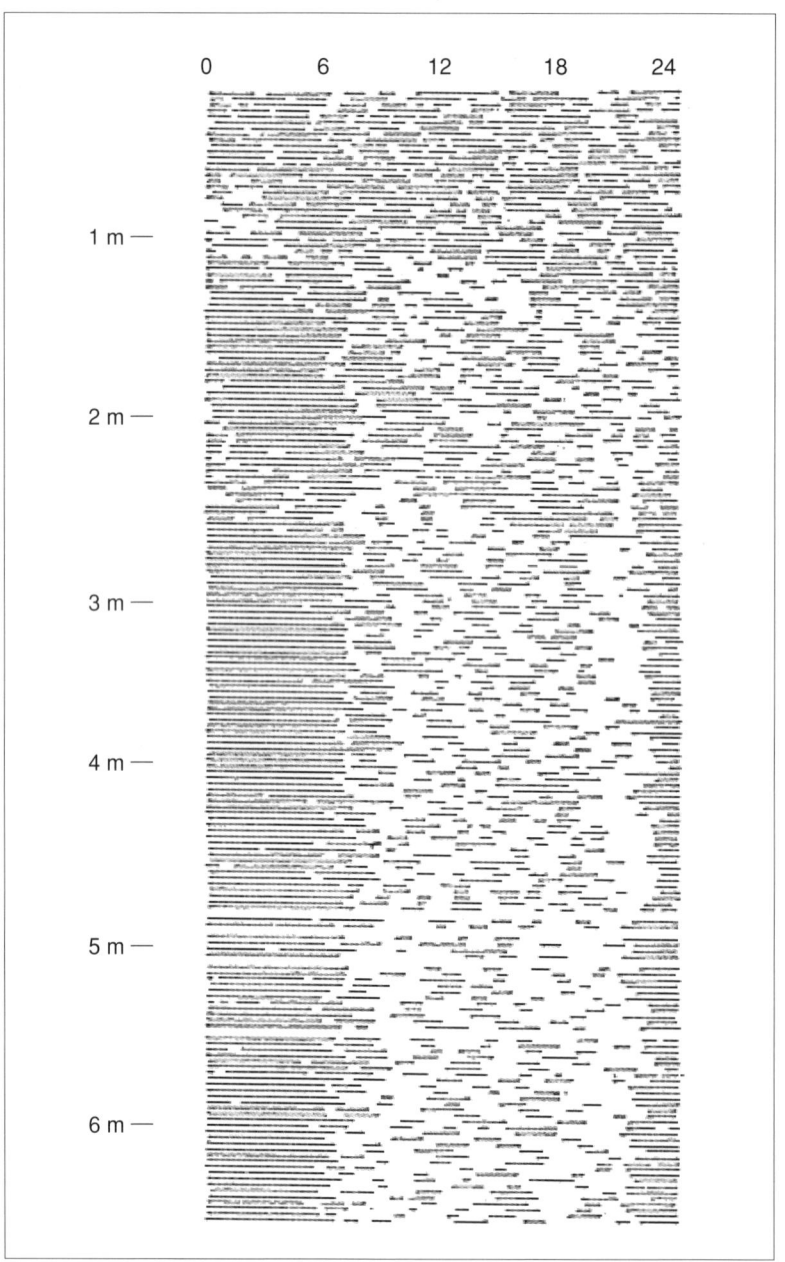

図8　正常乳児の睡眠覚醒リズムの発達
　　横軸は1日の時刻、縦軸は月齢。1日1行で黒塗りの部分が睡眠を示す。（瀬川昌也：
　　睡眠機構とその発達　小児医学　1987; 20: 828-853. より引用）

理的に強くなる時間帯で、昼寝は合理的な生存戦略とも言える。
　睡眠時間の加齢変化についてはRoffwargらが1966年に発表した数字が有名だ（図9）。ただしこの数字は実際にどのくらい寝ているのかを調べた観察に基づく結果であって、これらの数

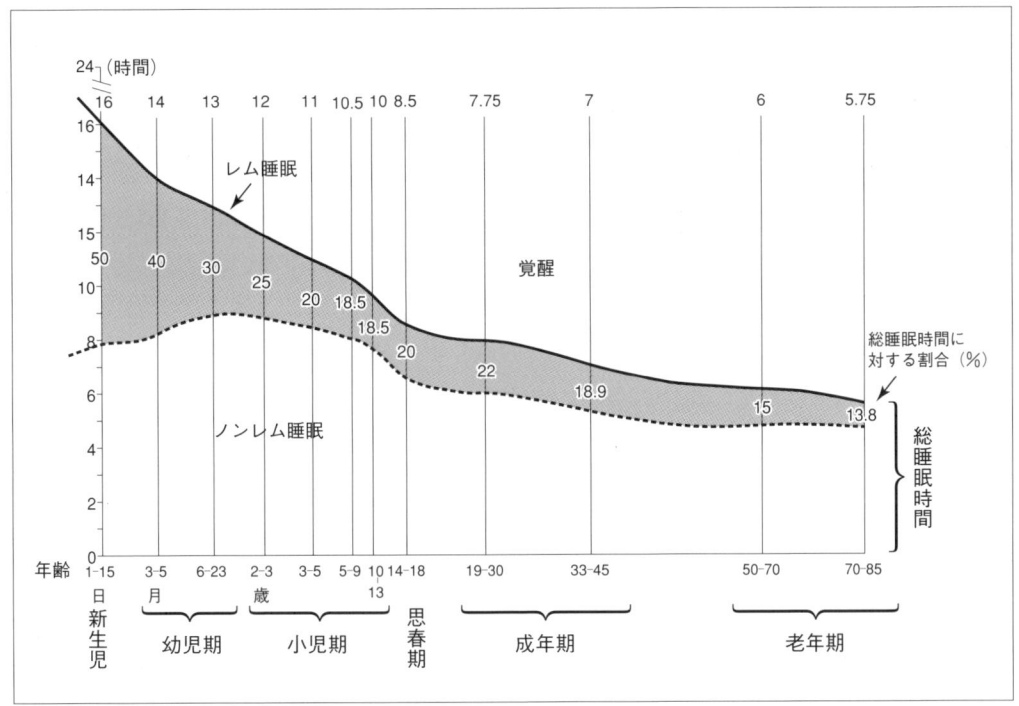

図9　加齢による眠りの変化
Roffwarg HP, Muzio JN, Dement WC. Ontogenetic Development of the Human Sleep-Dream Cycle. Science. 1966;152: 604-619.を改変

字が生理的に必要な睡眠時間なのかどうかは不明だ。必要な睡眠時間には個人差があり、あるヒトにとって必要な睡眠時間を決めることはかなり難しい。午後2時前後は明け方ともに、ヒトの眠気が生理的に強くなる時間帯だが、逆に午前10～12時はヒトの覚醒度本来が最も高くあってしかるべき時間帯だ。そこで筆者は午前10～12時に眠気なく十分な活動ができるか否かが睡眠の量、質、生活リズムの良し悪しを判断するための目安になると考えている。ただし1歳代では午前寝をする子どもも少なくない。睡眠の量、質、生活リズムの良し悪しに関して筆者の判断基準を当てはめることができる年齢は2歳以降であろう。

Ⅱ章の要点

- ヒトの生体時計の周期は、地球の1日である24時間よりも大多数のヒトで長い。
- ヒトは毎日無意識のうちに同調因子（朝の光、食事、社会的環境）を手がかりに、24時間よりも長い生体時計の周期を地球の周期24時間に同調させている。
- 生後3〜4ヵ月を過ぎると周期が24時間よりも長い生体時計を地球時間に同調させることができるようになり、朝の起きる時刻と夜の寝付く時刻が一定となる。
- 生体時計の周期は大人も子どもも通常24時間より長い。
- 日本では生後8ヵ月ころ昼寝が午前午後各1回になり、1歳2ヵ月以降午後1回になる。
- 午後2時前後は明け方ともに、ヒトの眠気が生理的に強くなる時間帯。
- 2歳以降なら午前10〜12時に眠気なく十分な活動ができるか否かが睡眠の量、質、生活リズムの良し悪しを判断するための目安になる。

III. 睡眠の観察

睡眠は、目的に応じて適切な方法を選択して観察しなければならない。入院して行う終夜睡眠ポリグラフィー、在宅では睡眠日誌、活動量測定、ビデオ撮影、酸素飽和度測定、簡易呼吸モニターなどが選択肢となる。

1. 睡眠ポリグラフィー

ポリグラフィーは複数の生体現象を同時に記録する記録法あるいは検査を、ポリグラフは測定装置、ポリグラムは記録されたデータを意味する。1968年に睡眠段階判定法が標準化され、覚醒、ノンレム睡眠（睡眠段階1-4）、レム睡眠が定義されたが、その際必要とされた生体現象は、脳波、眼球運動、筋電図であった（図10）。

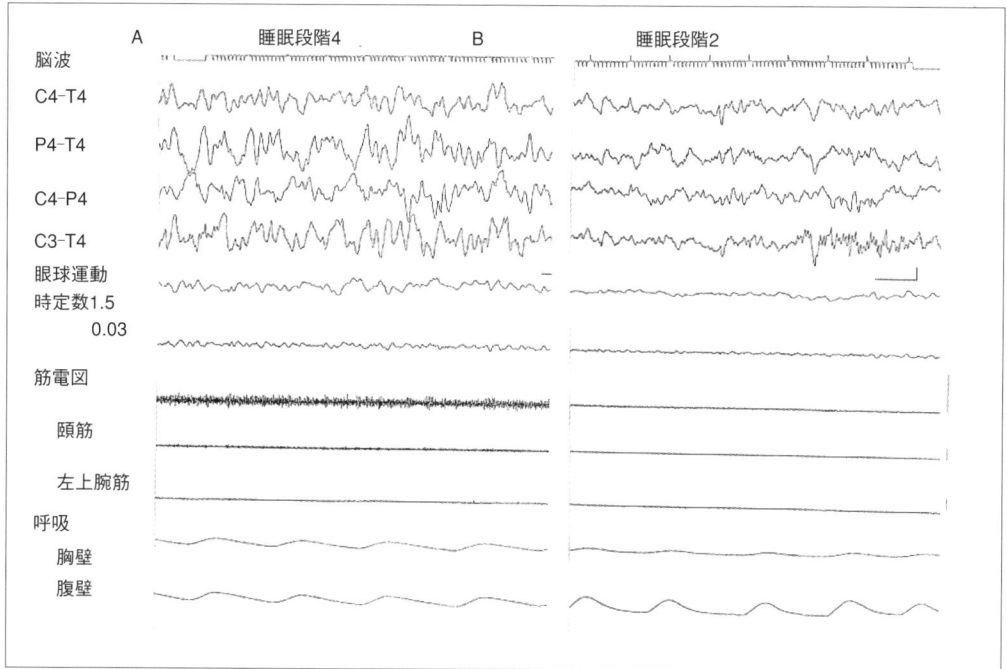

図10 ノンレム期の睡眠ポリグラム記録で、頤筋の筋緊張が維持されている例（左）と減弱している例（右）
頤筋筋電図は同じ誘導でゲインを変えて2チャンネルで記録。校正は1秒、50μV。
（神山潤：眠りの科学と子どもの眠り②。小児科臨床58、2005; 441-447）

覚醒時の脳波はα波が後頭部優位にほぼ連続して出現し、急速な眼球運動がみられ、頤筋筋電図の振幅が高い。睡眠段階1では脳波でα波が50％以下となり、緩徐な眼球運動が見られ、頤筋筋電図の振幅は覚醒よりも低下する。脳波ではθ波や頭蓋頂鋭一過波（陰性相の振幅が大きな二相性あるいは三相性の5Hz以上14Hz以下の鋭い波形で、両側の頭頂部および中心部に優勢に出現し、瘤波あるいはhumpとも呼ばれる）が出現する。睡眠段階2では睡眠紡錘波やK複合（頭蓋頂鋭一過波に似た、上向きの陰性鋭波から急速に陽性波に続く二相性で持続が0.5秒以上の波形）が見られるが、2Hz以下で75μV以上のδ波の頻度は20％以下である。睡眠紡錘波は12〜14Hz、持続0.5秒以上と定義されているが、12〜16Hzの波を含めることもある。睡眠段階3では2Hz以下で75μV以上のδ波の頻度が20〜50％となり、睡眠段階4では2Hz以下で75μV以上のδ波の頻度が50％を超える。段階3と4を合わせて徐波睡眠とも呼ぶ。レム睡眠の脳波は睡眠段階1と似ているが、頭蓋頂鋭一過波はほとんど見られず、急速眼球運動が見られ、頤筋筋電図の振幅は記録中最低となる（**表1**）。

　新生児、乳児の睡眠段階判定にはそれぞれ別個の基準が設けられている。主なポイントは、新生児期の静睡眠には高振幅の徐波が周期的に出現する交代性パターン（tracé alternant）を認めること、乳児期には入眠期にしばしば高振幅（100μV以上）のθ波の群発を認めること、徐波睡眠のδ波の振幅の基準が75μVではなく150μVであることなどである。

　2007年、新たな睡眠段階判定法が提案され、ノンレム睡眠は従来の4段階ではなく、3段階に分類することが提案され、従来の睡眠段階3と4とは同一の睡眠段階（N3）と定義されている。

　判定した睡眠段階を基に睡眠経過図を作成する。通常1夜に3〜5回の睡眠周期があり、徐波睡眠は前半の睡眠周期に多く、レム睡眠は睡眠後半に持続が長くなる。各睡眠段階の全睡眠

表1　各睡眠段階の特徴

	脳波	眼球運動	頤筋筋電図の振幅
覚醒	後頭部優位のα波。	急速	高い
睡眠段階1	α波が50％以下 θ波や頭蓋頂鋭一過波（陰性相の振幅が大きな二相性あるいは三相性の5Hz以上14Hz以下の鋭い波形で、両側の頭頂部および中心部に優勢に出現し、瘤波あるいはhumpとも呼ばれる）が出現。	緩徐	あり
睡眠段階2	睡眠紡錘波やK複合（頭蓋頂鋭一過波に似た、上向きの陰性鋭波から急速に陽性波に続く二相性で持続が0.5秒以上の波形）が出現。	なし	あり
睡眠段階3	2Hz以下で75μV以上のδ波の頻度が20〜50％。	なし	あり
睡眠段階4	2Hz以下で75μV以上のδ波の頻度が50％以上。	なし	最低
レム睡眠	睡眠段階1と似るが、頭蓋頂鋭一過波はほとんど見られない。	急速	なし

時間に対する割合や睡眠段階の移行数を計算する。ナルコレプシーで認める入眠時レム睡眠（sleep onset REM period：SOREMP）は入眠後15分以内にレム睡眠が出現する場合をいう。

　以上は睡眠段階判定のための基本的事項だが、その他目的に応じてモニターを追加する。

　呼吸のモニターには経皮的な酸素飽和度の連続記録に加え、気流や呼吸運動、さらには呼吸努力の記録がある。サーミスターは温度によって抵抗が変化する素子で、気流を温度差として感知、呼吸曲線を描くことができる。通常吸気が上向き、呼気が下向きになるよう電極ボックスに接続する。呼吸運動である胸郭と腹壁の動きはストレインゲージまたはインダクタンスプレスチモグラフで記録する。現在睡眠時無呼吸は気流と呼吸運動から、閉塞型（気流は停止、呼吸運動は持続）、中枢型（気流も呼吸運動も停止）、混合型に分類されている。ただし、中枢性の要因たとえば咽頭開大筋を支配する舌下神経が脳幹レベルで障害されると、閉塞型無呼吸が生じることになる。原因を考える際に、名称に惑わされないよう、注意が必要である。

　食道内圧は呼吸努力を正確に反映すると考えられている。現在は圧トランスデューサーに接続した食道バルーンを鼻腔から挿入して測定している。二酸化炭素濃度を呼気で、あるいは経皮的に測定する場合もある。

　てんかんを鑑別する必要のある場合には脳波電極を増やし、夜間の異常運動を検討する際には、該当する筋肉に表面筋電図を装着する。周期性四肢運動異常やレストレスレッグズ症候群を疑う場合には、前脛骨筋に表面筋電図を装着する。

　テープレコーダによるいびき音の記録はビデオ記録とともに終夜睡眠ポリグラフィーの追加オプションとしてもしばしば採用される。

　小児では電極の装着には苦労する。養育者の協力を得て、電極の装着を行っても、つけ終わったところで電極をはずし始める児もいる。そこで、寝入ってから目的に応じて、重要な電極から順次装着することも実際にはある。

2. 睡眠ポリグラフィー以外の睡眠観察

　睡眠日誌（図8）では、被験者あるいはその家族が、睡眠覚醒を記録する。入眠潜時の過大評価や起床時刻の錯誤が介入する可能性があり、また観察者による記録では判断が難しい場合も出てくる。データの信頼性は記録者の協力程度に左右される。したがって、記入者の負担軽減のために、記録時間の単位を15～30分以内にとどめることが重要である。長期間にわたる睡眠覚醒リズムの経過観察に有効な方法である。

　活動量を連続的に客観的に計測する目的でアクチグラフが用いられる。腕時計程度の大きさと重量で、計測データは内部メモリに保存される。あくまで活動量の計測なので、直に睡眠覚醒を推定することはできないが、自動判定するアルゴリズムは開発されている。

　覚醒障害は検査室では捉えることが比較的難しい睡眠随伴症である。睡眠関連運動異常症も

含め、家庭でのビデオによる撮影を診断に有効活用したい。携帯電話での動画撮影でも有用な情報が得られる。

3. 評価項目

1）睡眠覚醒リズム

　睡眠日誌（図8）は簡便だが客観性に欠ける。アクチグラフは客観的だが、あくまで記録されているのは活動と休止である。この基本的な点を理解した上で、両者を個別あるいは併用利用して睡眠覚醒リズムを把握することは、種々の睡眠関連病態理解の基本的事項となる。睡眠覚醒リズムの把握は、まだ臨床現場での利用は一般的ではないが、もっと使われてよい手段である。睡眠覚醒リズムの記録は治療者のみならず、患者さん自身、あるいはその養育者が冷静さを取り戻すきっかけになったり、思わぬ発見をすることがしばしばある。また睡眠日誌とアクチグラフ両者の併用で、短所が相殺され、情報量が格段に増す経験も少なくない。夜泣き、概日リズム異常症ばかりではなく、不眠症、過眠症、さらには睡眠随伴症、睡眠関連運動異常症の診断や治療過程など、応用範囲は広い。

2）睡眠段階

　睡眠段階の比率、特にレム睡眠量の低下は種々の疾患、病態で報告されている。しかし検査室など普段と異なる環境で、さまざまな記録装置を装着しての眠りは当然普段どおりの眠りとはいかない。これは第一夜効果あるいは実験室効果といわれている。睡眠段階の比率、とくにレム睡眠量はこの効果を受けやすい。またレム睡眠量を規定する脳内機構も完全に解明されているわけではない。つまりレム睡眠量の少ないことから直ちに、脳内の病変部位を特定することはまだまだ困難である。

　なお眠りの本質は未だ不明で、現在われわれが用いている脳波、眼球運動、筋活動を指標とする睡眠段階の定義が、眠りの本質を反映しているという確証はない。またこれら指標もそれぞれ個別の発現機構があり、個別に個体発生のなかで変化し、それぞれの指標の特徴的な状態が同時に認められる時間帯が出現し、それがある睡眠覚醒段階の定義に合致しているに過ぎない。したがって、個々の指標を個別に統制する神経系ばかりでなく、種々の指標相互の関係を統制する神経系も存在し、それぞれに病的な状態は発生しえるわけで、当然非定形的な睡眠段階が特に病的な状況下ではしばしば認められる。加齢も一種の病的状態かもしれない。Cornerは睡眠の加齢変化を縄に譬えた（図11）。すなわち、縄の一方の端を見ると、繊維がほどけている。これは発達初期には繊維（各指標）がバラバラであることを示し、その後発達とともに次第に結い合わされ、やがて一本の縄（組織化された睡眠覚醒段階）となることを示している。そしてこの縄はときには結われ方が緩む。これは一過性の病的な状態とみなすこと

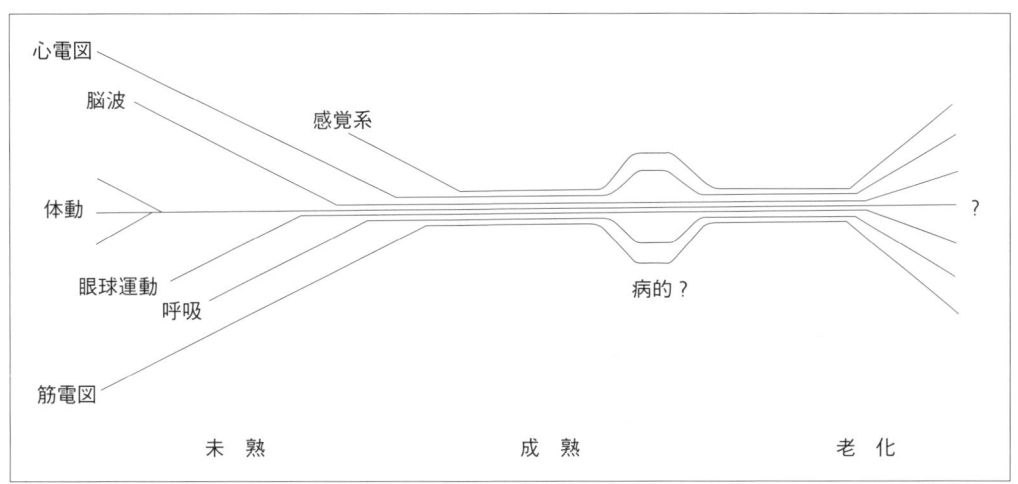

図11 睡眠に関するCornerのロープ理論
Corner MA : Maturation of sleep mechanisms in the central nervous system. In Borbély AA, Valatx JL（eds）: Sleep mechanisms. 1984; 50-66. Springer-Verlag, Berlin, を改変

ができる。また縄のもう一方の端では、やはり繊維がほどけている。これすなわち老化の結果というわけである。マニュアルに捉われずポリグラムをありのままに記載することが、病態の本質を理解する上で重要である。

3）急速眼球運動

レム睡眠期の急速眼球運動の頻度が知的レベルを反映するとの仮説もあるが、これを支持する成績は得られていない。

4）筋活動制御

レム睡眠中には筋活動が消失する。これは脳幹部にある運動神経核や、脊髄の前角に存在する α motoneuron の興奮性が低下したことを意味する。この興奮性の低下は、興奮性の入力が減弱しても、また抑制性の入力が増大しても生じる。単に興奮性入力が減弱するのみならば、単シナプス反射経路を刺激して、α motoneuron に興奮性の入力を作用させれば、筋活動、すなわち単シナプス反射が惹起されるはずだが、レム睡眠期には中枢から抑制性のシグナルが α motoneuron に及んでいるので、レム睡眠期には単シナプス反射は惹起されない。なおレム睡眠期中でも、急速眼球運動が出現する際には、眼球運動と同期していっそう強い抑制が α motoneuron に加わっている。

ノンレム睡眠期には基本的には筋活動は保たれる。しかしノンレム睡眠期であっても、筋活動は低下する（図10）。筋活動は睡眠が深まるにつれて次第に低下することが多いが、必ずしも睡眠深度とは関係のない低下ないし消失も観察される。年齢0.3～12.0歳の健常児25名で、

終夜睡眠ポリグラフィーを施行、「ノンレム睡眠期中に頤筋の筋緊張が消失する割合」を算定したところ、その平均は14.2％（標準偏差8.4％）であり、加齢に伴う明らかな変動は認めなかった。なお同様の値は新生児、年長児や成人でも得られている。

　睡眠中の筋活動は脳幹網様体のコリン系の活性上昇、アミン系の活性低下で減弱する。脳幹部の神経活動は基本的にレム睡眠期にはコリン系優位、ノンレム睡眠期にはアミン系が優位である。そこで筆者らは「ノンレム期に筋緊張が消失する割合」は脳幹網様体のコリン系とアミン系のアンバランスを反映する指標である可能性を考えた。ところで頤筋の筋の単収縮は、ラットでの知見からは脳幹網様体のセロトニン系ニューロン活動と密接に関連している。健常児25名で「ノンレム期に筋緊張が消失する割合」とレム睡眠期の頤筋の筋の単収縮頻度との相関を検討したところ、負の相関を示す傾向（$0.05 < p < 0.1$）を認めた。以上を考え合わせると、セロトニン活性がコリン系活性に対し相対的に低下することで、「ノンレム期に筋活動が消失する割合」が高まることを予想しても大きな矛盾はないと考えている。ルーチン脳波記録時にも眼球運動と頤筋筋電図を同時記録し、「ノンレム期に筋活動が消失する割合」を算定し、脳内環境を臨床的に推察する手段のひとつとしたい。

5）体動

　確立した分類はない。筆者は体幹筋を含む筋放電が2秒以上持続するgross movements

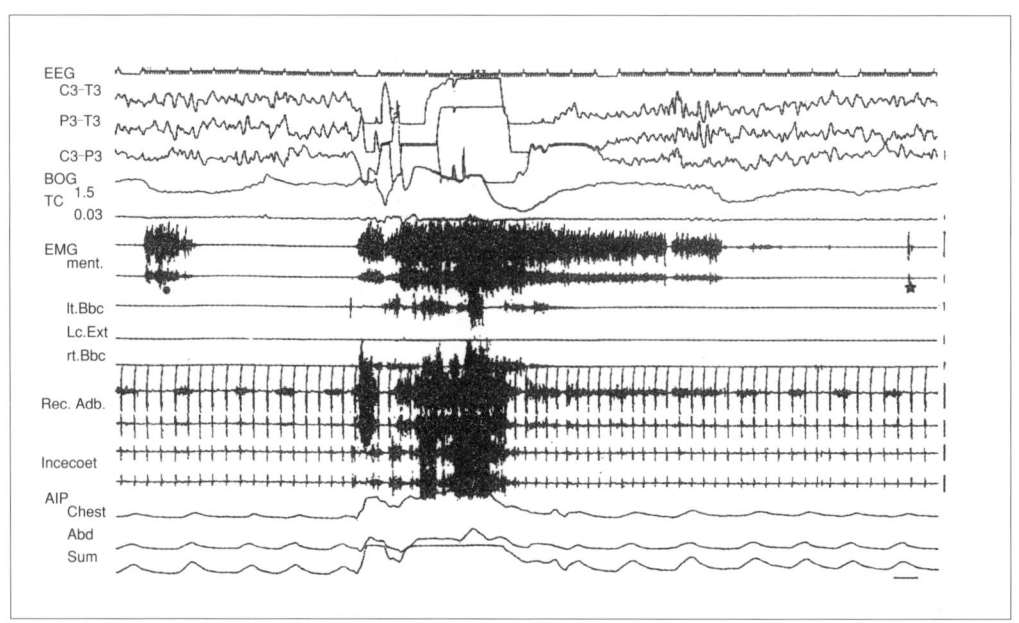

図12　睡眠ポリグラム上でのGross movement，体幹筋を含む2筋以上に出現する持続2秒以上の広汎な筋放電（校正は1秒、50μV）

Kohyama J, Shimohira M, Iwakawa Y.: Maturation of motility and motor inhibition in rapid-eye-movement sleep. J Pediatr. 1997; 130: 117-122. より引用

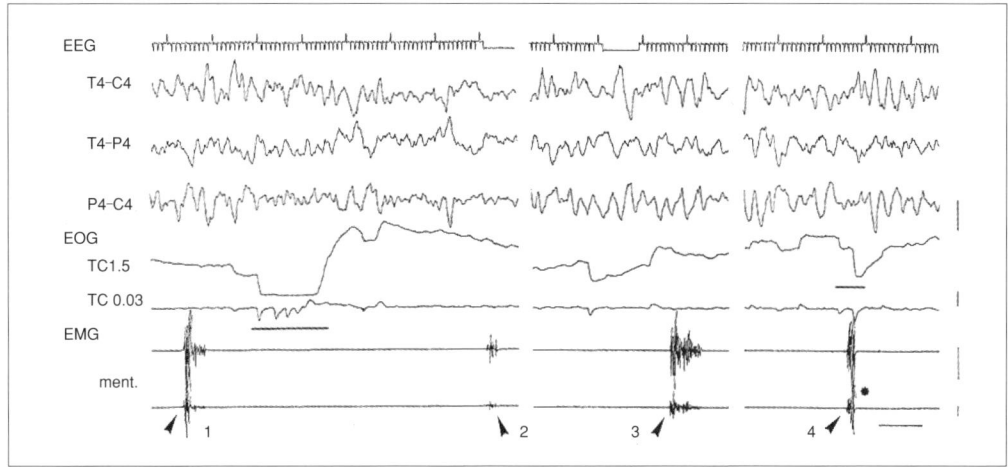

図13 睡眠ポリグラム上での頤筋のLM（持続0.5秒を越え2秒以下）(3)とTM（持続0.25秒以上0.5秒以下）(1，2，4)＊のついたTM(4)は急速眼球運動の群発と同時に出現している。（校正1秒、100μV）

Kohyama J.: REM sleep atonia: from basic background to clinical application. J Med Dent Sci. 2001; 48: 29-39. より引用

(GMs)（寝返りなどの粗大な動き）、頤筋に限局して、持続が0.5秒を超え2秒以下の筋放電であるlocalized movements（LMs）、そして頤筋に限局して、持続が0.5秒以下の筋放電であるtwitch movements（TMs）の3種（図12、13）に分けて検討してきた。

TMs、LMsの頻度には個人差が大だが、加齢によりTMsは有意に増加、LMsとGMsは有意に減少する。なおレム睡眠1時間当たりのGMsの頻度は、新生児では平均23.7回、3歳前後では14.5回、10歳から18歳の平均は5.9回であった。

GMsは覚醒反応の指標だが、睡眠段階に応じた出現パターン（通常発現頻度は睡眠第1段階で最も高く、ついでレム睡眠期、睡眠第2段階と続き、徐波睡眠段階での発現頻度が最も低い）が大脳基底核（腹側線条体から内側淡蒼球に到る基底核直接路）の障害で変動すると想定されている。大脳基底核の機能評価法として今後の研究の発展が期待される。

Twitchあるいはjerkと呼ばれる筋の単収縮（LMsあるいはTMsが相当）の出現頻度は睡眠段階1またはレム睡眠で最も高く、睡眠段階2、3、4がこれに続く。その起源は脳幹にあり、頻度に第一夜効果は認めない。すなわち1夜のみの検討でも評価可能で実用的である。そこでLMs、TMsが容易に脳幹部の機能を反映するのではないかと期待したが、その出現頻度の個人差が大で、実用的な指標とはならなかった。

6）抑制係数

LMs、TMsを、持続的抑制係数（tonic inhibition index：TII）、相動的抑制係数（phasic inhibition index：PII）として検討すると、個人差が小さく、かつ第1夜効果もない指標とな

った。
＜TII＞

TII［=TMs/（TMs＋LMs）；値はすべてレム睡眠期の単位時間当たりの頻度］はレム睡眠期の筋活動の短さを示す指標で、レム睡眠期の持続的な筋緊張抑制に関わる脳幹部のコリン系の活性を反映していると想定している。この指標は加齢で上昇し、12.3歳で成人同等の値となる。想定した正常限界は表に示した（**表2**）。またこれまで検討した諸疾患での結果は**表3**に示す。

＜PII＞

レム睡眠期中でも、急速眼球運動が出現する際には、眼球運動と同期していっそう強い抑制

表2 TIIの正常下限と、PIIの正常上域

	TII	PII
早期産児	0.10	32.3
成熟新生児	0.16	31.6
6ヵ月未満	0.25	26.2
1歳未満	0.44	12.3
6歳未満	0.55	10.2
15歳未満	0.69	8.3
30歳未満	0.68	9.2
60歳未満	0.79	6.3
60歳以上	0.68	4.9

Kohyama J, Tachibana N, Taniguchi M.: Development of REM sleep atonia. Acta Neurol Scand. 1999; 99: 368-373. より引用

表3 TII、PIIと神経疾患

	PII高値	PII正常
TII低値	A群色素性乾皮症 泣き入りひきつけ	SIDS?、ALTE 先天性甲状腺機能低下症 Down症候群 母体の覚醒剤使用 Gilles de la Tourette 症候群
TII正常	点頭てんかん 一部の夜尿症 重症ミオクローヌスてんかん 自閉症 パーキンソン病	非A群色素性乾皮症 睡眠時律動性運動異常症 欠神発作 局在関連性てんかん
TII高値（過成熟？）		Jitterinessを示す新生児

Kohyama J. REM sleep atonia : from basic background to clinical application. J Med Dent Sci. 2001; 48: 29-39. より引用

が運動系に加わっているが、ルーチンの脳波計測時にこの相動的な抑制（phasic inhibition）を検出することは難しい。しかし肋間筋や横隔膜を観察すると、急速眼球運動が群発した際には、呼吸に関わる筋の筋活動の振幅が小さくなったり、持続が短くなったりすることが観察できる（図14）。PIIはこの現象を定量評価するために考案した。

PIIは急速眼球運動群発と頤筋筋放電とが同時に出現する割合で、次の二つの指標の相乗平均として計算する。①レム睡眠期に出現した急速眼球運動群発のなかで頤筋筋放電と同時に出現したものの百分率、②レム睡眠期に出現した頤筋筋放電のなかで急速眼球運動群発と同時に出現したものの百分率。したがって単位は％となる。

PIIは新生児期には高値で、その後急速に減少、生後5ヵ月で成人の正常上限にまで減少した。そこでPIIを規定している相動性抑制に関わる神経系はこの月齢で成人レベルにまで成熟すると考えた。想定した正常限界は表に示した（**表2**）。Phasic inhibitionが脳幹起源であることから、PIIの異常高値は脳幹部の機能的障害（未熟性）でもたらされると考えている。またこれまで検討した諸疾患での結果は**表3**に示す。

乳児でREM storms（レムあらし）と称される現象（高振幅の眼球運動がしばしば顔面の動

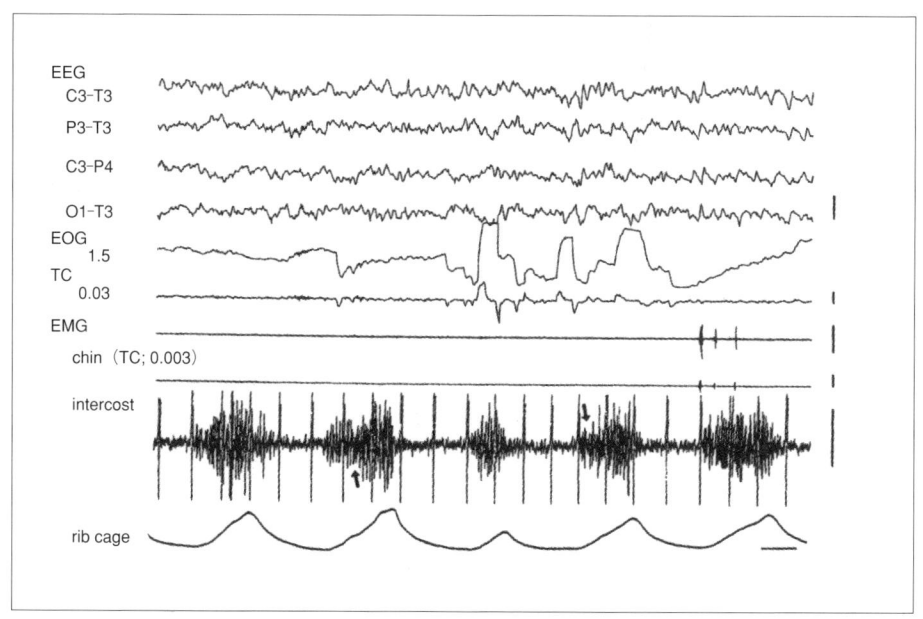

図14 眼球運動と呼吸運動（校正1秒、$100\mu V$）
頤筋の筋電図の振幅は最低レベルになっており、眼球運動群発に一致しての変化を認めることはできないが、呼吸筋（肋間筋）の筋電図は、眼球運動群発に一致して振幅が低下（矢印）しており、呼吸筋の興奮性が低下していることがわかる。
Kohyama J: Sleep medicine in pediatric neurology. In : Panteliadis CP, Korinthenberg R, eds, Paediatric neurology theory and practice, Georg Thieme Verlag, Stuttgart. 2005; pp.135-150. より引用

きに伴って出現する現象）が記載され、6ヵ月時にこの現象を認める児では、生後1年の時点で発達の遅れを認めるという。この現象はおそらくはPII高値に匹敵する状態であろう。PII高値が直ちに発達の遅れに結びつくわけではないが、脳幹部のphasic inhibitionを担う系の発達の遅れを反映している可能性は高かろう。

7）覚醒反応

成人では覚醒反応は"3秒以上持続する脳波上の浅い睡眠相への変化"だが、小児では成人と異なり、脳波上の覚醒を来すことが少ない。そこで睡眠時無呼吸症候群患児の睡眠構築は比較的保たれ、成人に認められる日中過眠を呈することは少ない、とされている。しかし睡眠時無呼吸症候群患児にも皮質下レベルの覚醒反応が実は頻回に生じており、そのために患児に行動上の問題や高次脳機能への悪影響がひき起こされる可能性があるという。そして皮質下レベルの覚醒反応を示す所見として、筋電図変化、体動、呼吸パターンの変動などが検討されている。

8）cyclic alternating pattern（CAP）

CAPはノンレム睡眠期に見られる、背景脳波からはあきらかに識別できる1分内の間隔で繰り返す周期的な脳波活動のパターンを言う。CAPが連続して生じることは、当初は覚醒現象と捉えられたが、最近ではCAPは睡眠の維持と分断化の両者の要素を含むと考えられるようになってきた。

睡眠中の脳波には、K複合、短時間の覚醒などさまざまな一過性の現象が観察される。これらがCAPのphase Aで、CAPは、phase Aがノンレム睡眠期の持続的な徐波活動であるphase Bを周期的に阻害することから成る。CAPの1周期はphase Aに始まりphase Bに終わり、各phaseの持続は2～60秒である。Phase Aは脳波所見と筋緊張や心拍数・呼吸数の変動を参考に3つのサブタイプA1, A2, A3に分類されている。A1の脳波は同期性成分が主体で、非同期性成分（低振幅速波）は20％未満で、筋緊張や心拍数・呼吸数の変動は軽微である。A3の脳波の非同期性成分は50％以上を占め、筋緊張や心拍数・呼吸数の変動が著明である。A2はA1とA3との混合したphase Aで、脳波の非同期性成分は20％以上50％未満で、筋緊張や心拍数・呼吸数の変動は中等度とされる。睡眠の安定という観点からは最も安定しているのがphase B、ついでA1、A2でA3は睡眠という観点からはもっとも不安定である。

9）質問紙

眠気、リズム等を対象にしたさまざまな質問紙がある。適切なものをその限界を知って活用したい。標準化されているものが使いやすいが、小児用の日本語版で標準化されているものはまだない。筆者が乳幼児の眠りの実態把握目的で使用した質問紙を参考までに次ページに掲載する。

まず御家族についてお伺いします。

御両親の職業 父親（会社員、公務員、自営業、農業、パート、無職、その他　　　　）
　　　　　　　母親（会社員、公務員、自営業、農業、パート、無職、その他　　　　）

主に家事をされる方：（父親、母親、祖父、祖母、その他　　　　）

お仕事をなさっている方の帰宅時間（自営業、無職の方はご回答いただかなくて結構です。）：
父親（だいたい午前・午後　　　時）、母親（だいたい午前・午後　　　時）

以降はすべてお子様についての質問です。

1. お子様の 年齢、性別 について伺います　　　（　　歳　　ヶ月）（男、女）
2. お子様の最近の 身長・体重 について同じます。身長（　　）cm、体重（　　）kg
3. これまでにかかった 大きな病気、あるいは今も 通院中の病気 があればご記入ください。
（　　　　　　　　　　　　　　　　　　　　　　　　　　　　　　　　　　　）
4. お子様が何かに対して アレルギー があればご記入ください。
ない
ある（薬、食物、花粉、喘息、その他　　　　　　　　　　　　　　　　　　　）
5. お子様の 起きる時間、寝る時間 は決まっていますか？
（決まっている、だいたい決まっている、毎日バラバラ）
ふだん（平日）それはだいたい何時頃ですか？
起床時間（午前・午後　　時　　分頃）、就寝時間（午前・午後　　時　　分頃）
6. お子様は 昼寝 をしますか？（毎日する、週に4-5回、週に2-3回、週に1回、それ以降、バラバラ、まったくしない）
だいたい何時頃ですか？
（午前10時、11時、12時、午後1時、2時、3時、4時、5時、6時、バラバラ）
寝るのはだいたい何時間または何時間分ほどですか？（　　時間　　分）
7. お子様は 寝ている間に息を止めたり、苦しそうな呼吸になることが あありますか？
（あった、今もある、ない）
それはだいたい何歳何ヶ月頃でしたか？今もある場合はいつ頃からでしたか？
（　　歳　　ヶ月頃、今もある）
頻度はどのくらいですか？（例：毎日、週にある4-5回、週に2-3回、週に1回、月に○回、今までに数回、その他）
その時はどうしましたか、あるいはどうしていますか？（　　　　　　　　　　　）

8. お子様は イビキ をかきますか？（あった、今もある、ない）
それはだいたい何歳何ヶ月頃でしたか？今もある場合はいつ頃からでしたか？（　　歳　　ヶ月頃、今もある）
頻度はどのくらいですか？（例：毎日、週に4-5回、週に2-3回、週に1回、月に○回、今までに数回、その他　　　　　　）
その時は何もしない、からだの位置を変える、顔の向きを変える、その他（　　　　）
9. お子様は 寝ぐずり、夜泣き をしましたか？（あった、今もある、ない）
それはだいたいいつ頃からでしたか？
ヶ月頃、　　ヶ月頃、今もある方は　　歳　　ヶ月から
頻度はどのくらいですか？（例：毎日、週にある4-5回、週に2-3回、週に1回、月に○回、今までに数回、その他　　　）
夜泣きをするのはだいたい何時頃ですか？
（午後10時、11時、0時、午前1時、2時、3時、4時、5時、6時、7時）
寝ぐずり、夜泣きの時どうしましたか、あるいはどうしていますか？
（何か飲ます、あやす、抱っこする、遊ぶ、外に連れ出す、ほっておく、その他　　　）
10. お子様は 寝ぼけ ますか？（あった、今もある、ない）
それはだいたい何歳何ヶ月頃でしたか？（　　歳　　ヶ月頃から、今もある方）
頻度はどのくらいですか？（例：毎日、週に4-5回、週に2-3回、週に1回、月に○回、今までに数回、その他　　　）
寝ぼけるのはだいたい何時頃ですか？
（午後10時、11時、0時、午前1時、2時、3時、4時、5時、6時、7時）
その時はどうしましたか、あるいはどうしていますか？
（なだめる、ほっておく、その他　　　　　　　　　　　　　　　　　　　　　）
11. お子様が寝るときに必ず必要なもの・こと・習慣（タオル、人形、本を読むこと、指しゃぶり等）がありますか？
ない
ある（　　　　　　　　　　　　　　　　　　　　　　　　　　　　　　　　）
12. お子様の睡眠についてご心配なこと、気になることがあれば自由にお書きください。

ご協力ありがとうございました。

Ⅲ章の要点

- 睡眠観察には、目的に応じて適切な方法(終夜睡眠ポリグラフィー、在宅では睡眠日誌、活動量測定、ビデオ撮影、酸素飽和度、簡易呼吸モニター等)を選択しなければならない。
- ポリグラフィーは複数の生体現象を同時に記録する記録法あるいは検査を、ポリグラフは測定装置、ポリグラムは記録されたデータを意味する。
- 1968年に睡眠段階判定法が標準化され、その際必要とされた生体現象は、脳波、眼球運動、筋電図であった。
- 覚醒時にはα波、急速眼球運動を認め、頤筋筋電図の振幅は高いが、睡眠段階1ではα波が減り、緩徐な眼球運動を認める。
- 睡眠段階2では睡眠紡錘波を認め、睡眠段階3、4ではδ波の頻度がそれぞれ20〜50%、50%以上となる。
- 睡眠日誌やアクチグラフィによる睡眠覚醒(活動休止)リズムの把握の応用範囲は広い。
- 「ノンレム期に筋緊張が消失する割合」はセロトニン活性がコリン活性に対し相対的に低下することで高まると考えられる。
- 睡眠中の粗体動(gross movements)は覚醒反応の指標だが、睡眠段階に応じた出現パターンは大脳基底核の機能評価法として今後の研究の発展が期待される。
- 脳幹部の機能を反映する持続的抑制係数と相動的抑制計数は個人差が小さく、かつ第一夜効果もない指標だ。
- 皮質化レベルの覚醒反応を示す所見として、筋電図変化、体動、呼吸パターンの変動等が検討されている。
- Cyclic alternating pattern(CAP)は、当初は覚醒現象と捉えられたが、最近では睡眠の維持と分断化の両者の要素を含む指標と考えられるようになってきている。
- 質問紙は適切なものをその限界を知って活用したい。

IV. 小児でよく見る睡眠関連病態

　International classification of sleep disorders second edition（ICSD-2）では睡眠関連病態は8つ（1. 不眠症、2. 睡眠呼吸異常症、3. 過眠症、4. 概日リズム異常症、5. 睡眠随伴症、6. 睡眠関連運動異常症、7. 単独の諸症状・正常範囲内と思われる異型症状・未解決の諸症状、8. その他）に大別された（表4）。以下ではまずICSD-2に従って、その1－7の中で小児に関連の深い項目を概説する。そして最後にこの分類にない項目について追加して述べる。

1. 不眠症

　小児に関連が深い項目には不適切な睡眠衛生と小児の行動性不眠症がある。

1）不適切な睡眠衛生

　診断基準は表5に示すが、適切な睡眠衛生からの逸脱による不眠をいう。適切な睡眠衛生の基本は、朝日の受光、昼間の心身の活動、規則的で適切な食事、夜間の適切な睡眠環境（暗さ、静けさ、温度、湿度）である。不適切な薬物（含むアルコール）使用も、当然睡眠衛生の基本に反する。つまり眠りに影響する事項に関する知識が乏しいことでこの病態に陥ることになる。またこの診断は、睡眠習慣に関する本人の独立性と責任が前提となるので、養育者に依存している思春期以前には、この診断名は通常用いない。しかし養育者（社会）が不適切な睡眠衛生を子どもたちに無意識にせよ強要している状況は現在の本邦では少なくない。対策は適切な睡眠衛生となる。これは後述するが昼間のセロトニンと夜間のメラトニンを高める工夫（表6）ともいえる。

2）小児の行動性不眠症

　入眠時関連型としつけ不足型とに分けられている。なかなか寝ない子、といえる。

　入眠時関連型は、睡眠の開始に一定のものや状況がないと入眠できない状態をいう。6割前後の乳児に寝入るに際してなんらかの「儀式」―入眠儀式―がある。病的なものとして捉えないで、寝かしつける手段として肯定的に解釈してより積極的に利用したい。かつて子どもたちの昼間の活動が十分保障されていた時代には、子どもたちは夜になれば疲れ果てて眠った。「入眠儀式」の必要のない時代であった。現代では遊び場の喪失とゲームを含むメディアの普

表4　ICSD-2

①不眠症群	④概日リズム異常症群
①適応障害性不眠症（急性不眠症） ②精神生理性不眠症 ③逆説性不眠症 ④特発性不眠症 ⑤精神疾患による不眠 ⑥不適切な睡眠衛生 ⑦小児期の行動的不眠 ⑧薬剤もしくは物質による不眠 ⑨身体疾患による不眠 ⑩物質あるいは既知の生理学的症状によらない、特定不能の不眠症（非器質性不眠症、非器質性睡眠障害） ⑪特定不能の生理的（器質的）不眠症	（Circadian Rhythm Sleep Disorders） ①概日リズム異常症、睡眠相後退型（睡眠相後退障害） ②概日リズム異常症、睡眠相前進型（睡眠相前進障害） ③概日リズム異常症、不規則睡眠−覚醒型（不規則睡眠−覚醒リズム） ④概日リズム異常症、自由継続型（非同調型） ⑤概日リズム異常症、時差型（時差障害） ⑥概日リズム異常症、交代勤務型（交代勤務性障害） ⑦内科疾患による概日リズム異常症 ⑧そのほかの概日リズム異常症 ⑨薬剤もしくは物質によるそのほかの概日リズム異常症
②睡眠関連呼吸障害群 （Sleep Related Breathing Disorders） 中枢性睡眠時無呼吸症候群 ①原発性中枢性睡眠時無呼吸 ②チェーンストークス呼吸による中枢性睡眠時無呼吸 ③高地周期性呼吸による中枢性睡眠時無呼吸 ④チェーンストークス以外の内科的疾患による中枢性睡眠時無呼吸 ⑤薬剤もしくは物質による中枢性睡眠時無呼吸 ⑥幼児の原発性睡眠時無呼吸（旧、新生児の原発性睡眠時無呼吸） 閉塞性睡眠時無呼吸症候群 ⑦成人の閉塞性睡眠時無呼吸 ⑧小児の閉塞性睡眠時無呼吸 睡眠時関連低換気／低酸素血症候群 ⑨特発性の睡眠関連非閉塞性肺胞低換気 ⑩先天的中枢性肺胞低換気症候群 ⑪内科的疾患による睡眠関連低換気／低酸素血症 ・肺実質もしくは血管病理による睡眠関連低換気／低酸素血症 ・下気道閉塞による睡眠関連低換気／低酸素血症 ・神経筋および胸壁疾患による睡眠関連低換気／低酸素血症 そのほかの呼吸関連睡眠障害 ⑫特定不能の睡眠時無呼吸／睡眠関連呼吸障害	⑤睡眠随伴症群（Parasomnias） （ノンレム睡眠からの）覚醒障害 ①錯乱性覚醒 ②睡眠時遊行症 ③睡眠時驚愕症 通常レム睡眠に関連する睡眠随伴症 ④レム睡眠行動異常症（睡眠時随伴症が重複する障害と解離状態を含む） ⑤反復弧発性睡眠麻痺 ⑥悪夢障害 そのほかの睡眠随伴症 ⑦睡眠関連解離障害 ⑧睡眠時遺尿症 ⑨睡眠関連唸り（カタスレニア） ⑩頭内爆発音症候群 ⑪睡眠関連幻覚 ⑫睡眠関連摂食障害 ⑬特定不能な睡眠随伴症 ⑭薬剤または物質による睡眠随伴症 ⑮内科疾患による睡眠時随伴症
③中枢性過眠症群（Hypersomnias of Central Origin）、概日リズム睡眠障害、睡眠関連呼吸障害あるいは夜間睡眠障害のそのほかの原因によらないもの（Not Due to a Circadian Rhythm Sleep Disorder, Sleep Related Breathing Disorder, or Other Cause of Disturbed Nocturnal Sleep） ①情動脱力発作を伴うナルコレプシー ②情動脱力発作を伴わないナルコレプシー ③内科的疾患によるナルコレプシー ④特定不能のナルコレプシー ⑤反復性過眠症 ・クライネーレビン症候群　・月経関連過眠症 ⑥長時間睡眠を伴う特発性過眠症 ⑦長時間睡眠を伴わない特発性過眠症 ⑧行動起因性の睡眠不足症候群 ⑨内科的疾患による過眠症 ⑩薬剤もしくは物質による過眠症 ⑪物質もしくは既知の生理的疾患によらない過眠症（非器質性過眠症、NOS） ⑫特定不能の生理的（器質性）過眠症（器質性過眠症、NOS）	⑥睡眠関連運動異常症群 （Sleep Related Movement Disorders） ①レストレスレッグズ症候群 ②周期性四肢運動異常症 ③睡眠関連下肢こむらがえり ④睡眠関連歯ぎしり ⑤睡眠関連律動性運動異常症 ⑥特定不能の睡眠関連運動異常症 ⑦薬剤または物質による睡眠関連運動異常症 ⑧身体疾患による睡眠関連運動異常症 ⑦弧発性の諸症状、正常範囲内と思われる異型症状、未解決の諸症状 （Isolated Symptoms, Apparently Normal Variants and Unresolved Issues） ①長時間睡眠者 ②短時間睡眠者 ③いびき ④寝言 ⑤睡眠時ひきつけ（睡眠時びくつき） ⑥乳児期の良性睡眠時ミオクローヌス ⑦入眠時足部震顫および睡眠時交代性下肢筋賦活 ⑧入眠時固有脊髄ミオクローヌス ⑨過度断片的ミオクローヌス ⑧そのほかの睡眠障害（Other Sleep Disorders） ①そのほかの生理的（器質性）睡眠障害 ②物質または既知の生理病態によらないほかの睡眠障害 ③環境性睡眠障害

粥川裕平：睡眠障害の診断分類. 治療 2007; 89: 22-26. を一部改変

表5　不適切な睡眠衛生の診断基準

患者の兆候は不眠の基準に合致する。
不眠は最低1ヵ月はある。
以下の少なくともひとつに当てはまる ・頻回の昼寝、不規則な就床・起床時刻、寝床内で過ごす時間が過度といった不適切な睡眠習慣。 ・特に就床時間前のアルコール、ニコチン、カフェイン摂取。 ・就床時間近くの精神的刺激、身体活動、感情的な高まり。 ・睡眠以外のテレビ視聴、独唱、勉強、考え事、飲食等に寝床を使用すること。 ・障害が、現在知られている他の睡眠障害、身体疾患や神経疾患、服薬、または物質使用障害で説明できない。

表6　昼のセロトニン・夜のメラトニンを高める8か条

・毎朝しっかり朝日を浴びて。 ・ゴハンはしっかりよく噛んで。特に朝はきちんと食べて。 ・昼間はたっぷり運動を。 ・夜ふかしになるなら、お昼寝は早めに切り上げて。 ・テレビビデオはけじめをつけて、時間を決めて。 ・寝るまでの入眠儀式を大切にして。 ・暗いお部屋でゆっくりおやすみ。 ・まずは早起きをして、悪循環（夜ふかし→朝寝坊→慢性の時差ぼけ→眠れない）を断ち切ろう。

神山潤：「夜ふかし」の脳科学。中公新書ラクレ 2005; 194.

及で子どもたちの昼間の活動性は低い。これまで以上に眠るまでの段取り、「入眠儀式」が求められている。寝巻きに着替える、翌朝の衣類をそろえる、も「入眠儀式」であろう。「お休みツアー」（眠る前に家中の物品（テレビ、冷蔵庫、洗濯機など）に「お休み（good night）」を告げて回る）が効果を挙げているご家庭もある。各児に合わせた入眠儀式を養育者には編み出してほしい。

しつけ不足型は、「養育者のしつけが不適切なために就床時にぐずったり、その時刻に眠ることをいやがったりすることである。養育者に強制されればすぐ眠る。さもなければ、睡眠開始が遅れる。就床時の問題は、大抵、両親がうまく子どもに対しある制限を設けたり、子どもの行動を管理できなかったりすることから生じる。」とICSD-2にある。眠りの質や量に異常はない。しかし最近子どもたちの就床時刻が急速に遅延した日本の現状をみると、子どもの就床時刻に関する社会的なコンセンサスは消失している。このような日本で、しつけ不足型行動性不眠症と診断して、「しつけが不足している」と養育者に指摘することが適切な対応なのか、大いに疑問がある。

2．睡眠呼吸異常症

　小児で認める生理的な睡眠時の無呼吸には、①早産児に認める呼吸中枢の未熟性に基づく無呼吸発作、②入眠で中枢の化学受容体の感受性が変化して生ずる中枢性睡眠時無呼吸、③寝返りなどの体動やため息のあとの中枢性睡眠時無呼吸、④レム睡眠期の呼吸中枢のリズム不整により生理的に認める中枢性睡眠時無呼吸、⑤レム睡眠期に上気道の筋緊張が低下して生じる閉塞性睡眠時無呼吸、などがある。

　病的な無呼吸としては①原因不明あるいは中枢性（中枢神経系疾患・呼吸調節伝導路の機能異常）の換気調節障害により生じる肺胞低換気、②神経筋疾患でレム睡眠期の筋緊張の低下が著しいために生じる換気不全（睡眠時低換気症候群）、③扁桃肥大、小顎、肥満などに起因する閉塞性睡眠時無呼吸などがある。

　小児の閉塞性睡眠時無呼吸症候群の罹患率は0.7～2.9％とされている。発症の危険因子としては、アデノイド扁桃腺肥大のほか、家族歴、肥満、人種、鼻咽腔の問題、顎顔面形態、特に小顎症、顔面中部の形成不全、神経筋疾患を含む筋緊張低下が随伴する例、Down症児、脳性麻痺、胃食道逆流、重症心身障害児・者、骨系統疾患、持続する喘鳴があり、早産児等も危険因子で、早産児は正期産児よりも3～5倍罹患しやすい。なお思春期以前の罹患率に性差はない。

　本症の診断基準を表7に示す。合併症としては、学業成績の不振、成長障害、高血圧、糖・脂質代謝異常が知られているが、最近いびきや無呼吸といった睡眠呼吸障害の症状と注意欠陥、多動、行為障害、社会的問題、不安・抑うつなどといった高次脳機能との関連が指摘されている。

　本症ならびにその合併症は小児の成長発達に悪影響を及ぼす。早期発見、早期治療が重要だ。しかし適切な治療基準はいまだ確立されていない。小児の閉塞性睡眠時無呼吸症候群治療の第一選択と考えられるアデノイド扁桃摘除術にしても、その効果判定はいまだ的確に行われているとは言い難い。たしかに大多数の本症患児は扁桃アデノイド摘除術で改善するが、術後の経過については、13％で思春期に本症が再発したという報告がある。筆者らは術後再発をみた症例で顎顔面形態の異常を見出した。顎顔面形態以外にも思春期の内分泌環境、体重、アルコール摂取など、さらなる危険因子の存在が思春期以降の本症の発現に関わる可能性がある。

　持続陽圧呼吸は、アデノイド扁桃摘除術後も改善のない例や外科的療法が行えない場合に選択されるが、この療法を効果的に行うには器材や家族教育がきわめて重要となる。またこれらがうまくいった場合でも良好なコンプライアンスが得られるわけではない。患者・家族の不満と利便についてはさらなる検討を要する。ステロイド治療や酸素投与療法も必ずしも適切な検討によって評価が定まっているとは言い難い。乳児ではHering-Breuer反射が肺の進展に際し活発に惹起されるので、気道への陽圧が無呼吸を誘発する可能性があり、注意を要する。

　本症について解決すべき問題点は山積している。

表7 小児の閉塞性睡眠時無呼吸の診断基準

A. 養育者が、小児の睡眠中のいびき、努力性あるいは閉塞性の呼吸障害、またはその両方を報告する。
B. 子供の養育者が、次のうち少なくとも一つを報告する。
　i. 吸気中の胸郭の内方への奇異性運動
　ii. 体動覚醒
　iii. 発汗
　iv. 睡眠中の首の過伸展
　v. 日中の過度の眠気、多動、または攻撃的行動
　vi. 成長の遅延
　vii. 朝の頭痛
　viii. 続発性の夜尿症
C. 睡眠ポリグラフ検査記録で1時間当たり1回以上の呼吸イベント（少なくとも呼吸の2周期分持続する無呼吸や低呼吸）が確認される。
　注：低呼吸の標準データはごくわずかで、入手可能なデータはさまざまな手法を用いて得たものである。もっと包括的なデータが得られれば、いずれこの基準は修正される可能性がある。
D. 睡眠ポリグラフ検査記録でiかiiが確認される。
　i. 以下のうち少なくとも一つ以上が観察される。
　　a. 呼吸努力の増加に随伴した睡眠からの頻回の覚醒
　　b. 無呼吸エピソードに随伴した動脈血酸素飽和度の低下
　　c. 睡眠中の高炭酸ガス血症
　　d. 著しい食道内圧の陰圧増大変動
　ii. 睡眠中の高炭酸ガス血症、酸素飽和度の低下、または両者に、いびき、吸気中の胸郭内方への奇異性運動、また以下の少なくとも1つ以上が随伴する。
　　a. 睡眠からの頻回の覚醒
　　b. 著しい食道内圧の陰圧増大変動
E. 障害が、現在知られている他の睡眠障害、身体疾患や神経疾患、服薬、または物質使用障害で説明できない。

3. 過眠症

小児に関連が深い項目にはナルコレプシー、Kleine-Levin症候群、行動性睡眠不足症候群がある。

1) ナルコレプシー

①日中の耐え難い眠気、②強い情動（喜びや驚き）で誘発される脱力発作（カタプレキシー）、③入眠時幻覚、④入眠麻痺、を主徴とする。睡眠覚醒が分断化し、入眠直後からレム睡眠に陥る。患者の85％以上でHLA class II抗原の特定のハプロタイプ（DQB1*0602かDQA1*0102）が見られるが、弧発例が大半である。小児期発症例の報告も増えている。覚醒作用、摂食促進作用を有するペプチドであるオレキシンの髄液中の濃度が患者で低下している。死後脳でも視床下部外側野のオレキシン含有細胞の減少が報告されている。ICSD-2では4つのタイプ（情動脱力発作を伴うナルコレプシー、情動脱力発作を伴わないナルコレプシー、内科的疾患によ

るナルコレプシー、特定不能のナルコレプシー）が挙げられている。

　中枢神経刺激剤としてメチルフェニデート（20〜60mg/日）、モダフィニール（200〜300mg/日 α1受容体刺激効果あり）、対脱力発作、対入眠時幻覚・睡眠麻痺に三環系抗うつ剤（塩酸クロミプラミン　10〜75mg/日）が用いられるほか、睡眠分断への対応としてベンゾジアゼピン系薬剤を就寝前投与する場合がある。なお本症では肥満の合併が多く二次的に睡眠時無呼吸を呈している例や、長期未治療で日常生活での多くの困難から抑うつ状態を呈する場合も多いという。

2）Kleine-Levin 症候群

　過食、性欲亢進を伴う反復性過眠症をいう。1日18時間以上にも及ぶ過剰な睡眠が数日から数週間続き（エピソード：傾眠期）、これが繰り返し生ずる。傾眠期には過食、性欲亢進、いらいら、錯乱などさまざまな精神症状を呈する場合もあるが、間欠期には睡眠障害は消失し、社会心理学的にも正常となる。思春期の男性に発症し、成人期には自然治癒すると考えられてきたが、発症から20年以上も症状を呈している例や、成人発症例、女性例も報告されている。また発症前に感冒様症状を約半数の例でみる。

3）行動性睡眠不足症候群

　正常な覚醒状態を維持するために必要な夜間の睡眠をとることが出来ず昼間に眠気が生じる状態。患者自身は慢性の睡眠不足にあることを自覚していない。症状としては、攻撃性の高まり、注意・集中力・意欲の低下、疲労、落着きのなさ、協調不全、倦怠、食欲不振、胃腸障害などが生じ、その結果さらに不安や抑うつが生じる場合もある。睡眠を十分とれる週末や休暇時には症状は軽快する。子どもたちは、不適切な睡眠衛生に起因する睡眠不足状態にあって、日中の眠気を生じており、その状態は睡眠不足症候群に該当することが多い。特に学校で問題を起こす場合に、その点が見過ごされているとの指摘がある。

4．概日リズム異常症

　睡眠相後退型、睡眠相前進型、不規則睡眠覚醒型、自由継続型は小児にも認める。
　睡眠相後退型では望ましい時刻に入眠や覚醒が出来ず、睡眠時間帯が望ましい時刻よりも遅れる。睡眠自体に問題はない。光による位相の前進作用への感受性の低下が想定されている。また睡眠不足を代償するため健常者では生じる眠気が本型では生じず、後退した睡眠相を正すことが困難だという指摘もある。生活時間帯が社会のリズムとずれているために、社会適応が困難になりがちである。思春期の発病率が高い。高照度療法やビタミンB₁₂、メラトニンなどが有効な例もある。ビタミンB₁₂は光に対する感受性を高めると言われ、1500μg/日程度が

処方されるが、保険適応はない。メラトニンは米国ではOTC（over the counter）だが本邦では認可されていない。個人輸入での使用は可能だが、製剤の純度にバラつきがある点、また効果そのものに個人差が大きい点に注意したい。なお本型については、思春期に顕著になる生活習慣に関連した睡眠相の遅れと混同されて、過剰に診断されているとの指摘がある

睡眠相前進型では早い覚醒と入眠が特徴となる。時計遺伝子の異常との関連が解明されている家系もある。

不規則睡眠覚醒型では睡眠-覚醒・体温やホルモンのリズムが不規則になったり、メリハリがなくなり、変化の少ない平坦なリズムを呈するようになる。体温リズムの平坦化は不登校の患者などでも認める。症状としては不眠、眠気以外に、集中困難、意欲低下、倦怠感、抑うつ症状なども伴う。また生体時計がうまく働かないほど脳に大きな障害がある場合（重症脳障害者）でも睡眠覚醒リズムは不規則となり、さらに体温やホルモンのリズムも失われ、平坦化する。

自由継続型は、非24時間型睡眠・覚醒障害とも称されるが、睡眠-覚醒周期が24時間よりも長く、24時間の地球時間に安定して同調することが困難になる。先天的な視覚障害者では、生体時計による同調が困難となりこの状態に陥る場合がある。視覚障害のない場合でも、光や社会的因子への同調の感受性が低いと本症を呈する場合がある。

なおここまでに挙げた概日リズム異常症の結果、登校や通常勤務が困難になる例もあるが、当然ながらリズム矯正のみを治療目標としても本質的な解決とはならない。登校や通常勤務が困難になった本質的な原因への対応が重要である。

5. 睡眠随伴症

ノンレム睡眠からの覚醒異常、通常レム睡眠と関連する睡眠随伴症、その他の3つに大別されている。このうちノンレム睡眠からの覚醒異常（錯乱性覚醒、睡眠時遊行症、睡眠時驚愕症）、通常レム睡眠と関連する睡眠随伴症の中のレム睡眠行動異常症と悪夢、そしてその他の中の夜尿症が小児と関連が深い。

覚醒障害、レム睡眠行動異常症、悪夢は「寝ぼけ」として認識される。覚醒障害は入眠直後に多い徐波睡眠が浅くなる入眠後1～3時間に発現するが、後二者はレム睡眠と関連し、レム睡眠量の増加する夜間睡眠の後半（明け方）に多く発現する。

1）覚醒障害

錯乱性覚醒、睡眠時遊行症、睡眠時驚愕症の三つがある。それぞれの診断基準を**表8～10**に示す。いずれも家族集積性は高い。性差はないが、成人の場合、怪我や暴力を伴う睡眠時遊行症は男性に多い。

覚醒に際し数秒意識が不明瞭になることは誰でも経験するが、これが数分以上持続し錯乱状

表8　覚醒障害の診断基準

錯乱性覚醒の診断基準
　A. 夜間睡眠あるいは昼寝からの目覚めに際し、知的な混乱や混乱した行動が繰り返し生じる。
　B. この障害は他の睡眠関連疾患、医学的・神経学的疾患、精神疾患、薬物などの使用では説明できない。

表9　睡眠時遊行症の診断基準

A. 睡眠中に歩き回る。
B. 歩き回っている間にも睡眠が持続している、意識が変性状態にある、あるいは判断が障害されていることは、少なくとも以下の一項目を満たすことでわかる。
　i. その人を覚醒させることが難しい。
　ii. 目が覚めても知的に混乱している。
　iii. 歩き回っていたことをまったく、あるいは部分的に覚えていない。
　iv. 不適切な時期に通常の行動がなされる。
　v. 不適切あるいはばかげた行動。
　vi. 危険あるいは潜在的に危険な行動。
C. この障害は他の睡眠関連疾患、医学的・神経学的疾患、精神疾患、薬物などの使用では説明できない。

表10　睡眠時驚愕症の診断基準

A. 睡眠中に突然起こる恐怖で、通常始まりは泣きや大きな叫び声で、強い恐怖を示す自律神経症状や行動を伴う。
B. 以下の少なくともひとつの特徴を示す：
　i. その人を覚醒させることが難しい。
　ii. 目が覚めても知的に混乱している。
　iii. その出来事（泣き叫び）をまったく、あるいは部分的に覚えていない。
　iv. 危険あるいは潜在的に危険な行動。
C. この障害は他の睡眠関連疾患、医学的・神経学的疾患、精神疾患、薬物などの使用では説明できない。

態に陥ると錯乱性覚醒である。原則的に徘徊や恐怖はない。特に小児と35歳未満の成人でよく認める。3歳から13歳までの有病率は17.3％、15歳以上の有病率は2.9％から4.2％である。思春期や成人では典型的ではない二つのタイプ（朝型と異常性的行動型）が知られている。「朝型」では浅いノンレム睡眠からの覚醒であっても同様の症状を呈する。特にこのタイプでは、緩解が認められないまま長期に渡って持続し、睡眠に関連した怪我や暴力（未必の殺人や自殺など）、学校や職場における欠席・欠勤や作業遂行能力の低下、家庭その他での対人的問題など、数多くの深刻な臨床的合併症が随伴することがある。後者は睡眠時遊行症でも生じ、異常な性的行動を呈するが、その行動に関する記憶はない。

　睡眠時遊行症では徘徊、睡眠時驚愕症では叫び声が特徴である。睡眠時遊行症の最初のエピ

ソードは5歳前後に見られることが多く、12歳ごろに発現頻度が最も高くなる。有病率は小児では17％で、これら小児例のほとんどで幼少時に錯乱性覚醒を認めている。睡眠時驚愕症の小児の有病率は1％から6.5％で、多くは5〜7歳で発症し、発症直後の時期の発現頻度が最も高い。共にエピソードの記憶はない。家系内集積があり、昼間にストレスや興奮があると発現することが多い。

　これらのエピソードが一晩に何回も生じる場合には「てんかん」との鑑別が必要となる。覚醒障害の場合なだめると興奮するので、危険防止に配慮して見守ることになる。思春期にはほとんど自然消失する。自然治癒することを家族に説明し、不安を取り除くことで症状の改善を見る場合も多い。薬物療法としてはベンゾジアゼピン系薬剤の就寝前投与（例：ニトラゼパム0.05〜0.1mg/kg、ロフラゼプ酸エチル0.01mg/kg）が一般的だが、ベンゾジアゼピン系薬剤は睡眠時無呼吸を悪化させるので、使用前に睡眠時無呼吸を否定することが重要である。

　ときに学校行事などの関係で、この日に起きてもらっては都合が悪いので、その特別な日にだけ飲ませる、絶対に効く薬が欲しい、とおっしゃられるご家族がある。しかし、残念ながらそのような薬剤はない。覚醒障害をてんかん発作と区別するために入院検査を行う場合もあるが、てんかん発作の場合にはそのような場合であっても発作を記録することができることが多いが、覚醒障害の場合にはこのような場合、症状が出ない場合が多い。不慣れな環境での眠りと言ったストレスは、覚醒障害の誘因と考えられているのに不思議だが、実際にこのようなことはよく経験する。緊張のせいなのか、その原因はよくわからない。

2）レム睡眠行動異常症

　患者は通常レム睡眠時に抑えられるはずの筋肉の緊張が抑えられないことが原因で、夢内容と関連した複雑な行動を起こす。その行動は寝言や捜衣摸床から、大声、殴る、蹴る、走り出すまであるが、しばしば暴力的、爆発的になる。家具などに衝突して自ら怪我をすることもある。小児期と思春期でのレム睡眠行動異常症の誘因には、ナルコレプシー・向精神薬使用・脳幹腫瘍・トゥレット症候群・自閉症などがある。特発性に対してはクロナゼパムが第一選択で、成人で0.5mgを入眠前に服用する。

3）悪夢

　恐怖、不安感を伴って夢にうなされる状態で、レム睡眠量の増加する夜間睡眠の後半（明け方）に出現する。運動症状の出現はまれである。通常3歳から6歳に始まり、6歳から10歳でピークに達し、その後減少する。3歳から5歳までの小児の10％から50％が両親を心配させるほどの悪夢を見るという。性差はないが、遺伝的要因はある。必ずしも治療対象にはならないが、軽減しない時には、内的葛藤を緩和する目的の精神療法、認知行動療法が行われることもある。

4）夜尿症

　4〜6歳で月に二晩以上遺尿があると「夜尿症」と診断する。5歳児の15〜20％に「夜尿症」がある。家族集積性が強い。1年ごとに約15％が自然治癒する。症状出現には尿路・脊髄・脊椎の奇型の他、覚醒反応や、内分泌系、膀胱機能の未熟性、さらには心理的要因も複雑に絡んでいる。症例ごとにその原因は異なる。筆者らは一部の例に脳幹部の機能障害を伴う場合があると想定している。

　治療の基本はあせらず・おこらずで、規則正しい睡眠習慣、就寝前の排尿習慣の指導、動機付けとしての心理的支え（e.g.；夜尿のなかった日には褒める）が重要である。本邦では「おこさず」も勧められているが、欧米ではアラームでの夜間の強制覚醒が治療の主流である。筆者は患児自身が夜尿の克服に積極的な場合、行動療法の一環として、夜中に排尿のために起きることを就床時に確認するよう指導し、家族にも夜間の覚醒に協力を求めている。薬物療法としては抗コリン剤（8歳以降で機能的膀胱容量が小さい例や昼間遺尿がある例：塩酸プロピベリン10〜40mg、塩酸オキシブチニン2〜6mg投与）・三環系抗うつ剤・抗利尿ホルモンが使用される。三環系抗うつ剤によるけいれん、致死的不整脈、抗利尿ホルモンによる水中毒の危険を考慮、両者の使用には慎重な意見もある。米国食品医薬品局（FDA）は2007年12月4日に抗利尿ホルモン点鼻薬は原発性の夜尿症には低ナトリウム血症、痙攣の危険があることを理由に使用すべきではないと警告した。

6．睡眠関連運動異常症

　レストレスレッグズ症候群（むずむず脚症候群、下肢静止不能症候群）、周期性四肢運動異常症、睡眠関連歯ぎしり、睡眠関連律動性運動異常症は小児科領域でも遭遇する。

1）レストレスレッグズ症候群

　下肢中心に四肢に不快な感覚が生じ、じっとしていると増強するので、患者はこれを軽減させるために異常感覚部位をこすり合わせたり、たたいたり、あるいは歩き回ったりする。主に膝と足首の間に異常感覚が生じる。この異常感覚は比較的深部に生じ、異常感覚が生じている部位を動かす方が楽になるという。患者の多くは寝床の中で足を動かし続け、場合によっては立ち上がって歩き回る。つまり夜間の不眠が本症では大きな問題となる。

　小児では症状の把握が重要である。表現が稚拙な幼少児や発達障害児（者）の場合適切な訴えができず、「騒いで寝つかない」と捉えられがちだ。具体的な訴えとしては、「足の中が痒い」「足がムズムズする」「足、背中、首を誰かにさわられている」「足の指の間に芋虫が歩いている感じ」「足がもにゃもにゃする」などがある。診断に際してはビデオなども有効活用し

たい。本症は家族集積性が高い。従来の「成長痛」との関連を指摘する研究者もいる。

　治療では就床前、発作時のマッサージのほか、増悪因子を避けることが重要である。血清フェリチン50ng/mL以下では鉄剤が効果的とされている。薬剤は、本邦ではクロナゼパム（0.5～1mg/日）が多用され、その後の選択薬としてドーパミンアゴニスト（塩酸プラミペキソール（6歳で0.125mg））、ついでオピオイドアゴニストが選択される。なお最近本邦でも発売になった抗痙攣剤であるガバペンチンも効果を示すという。

2）周期性四肢運動異常症

　睡眠中に四肢、特に下肢に周期的に不随意運動（主として足関節の背屈で、これに第一趾あるいは全趾の背屈、さらには膝関節、股関節の屈曲を伴う場合もある）が反復して頻回に生じ、その結果覚醒が誘発され、眠りの質が低下、熟眠感欠如、昼間の眠気が起こる。この不随意運動（睡眠時周期性四肢運動）で眠気が阻害された場合が周期性四肢運動異常症で、診断基準では、下肢の不随意運動の持続は0.5～5秒、出現周期は90秒以下とされ、周期性四肢運動異常症例の多くで、1時間あたりの不随意運動の出現頻度は小児で5、成人で15を越えているという。不随意運動の発生機序は不明で、ドーパミン系作動薬が効果的ではあるが、その作用機序はわかっていない。しばしばレストレスレッグズ症候群を合併する

3）睡眠関連歯ぎしり

　頻度は小児期に高く14～17％になる。浅いノンレム睡眠期と、深いノンレム睡眠がレム睡眠に移行する際や覚醒に引き続いて発生するので、発生には中枢性の因子の関与が大と考えられている。誘因にはストレス、カフェイン、睡眠呼吸障害、精神神経疾患、薬物が知られている。治療は確立しておらず対処療法が主流で、口腔内装置による歯の損傷や雑音の防止のほか、認知行動療法も行われる。疼痛を伴う際には短期的に筋弛緩薬が用いられることもある。

4）睡眠関連律動性運動異常症

　頭部あるいは体幹を1Hz前後の周期で数秒から数十秒にわたり前後ないし左右に常同的、反復性に振る運動を主症状とする。通常乳幼児期に出現し、小児期には自然消退する。その運動形態からheadbanging, headrolling, bodyrocking, bodyrollingに分類される。「眠くなると頭を振る」も含めると9ヵ月児の7割近くに認めることになる。大多数が2歳までには消失する。

7．単独の諸症状・正常範囲内と思われる異型症状・未解決の諸症状

　この項で小児と関連が深い項目には、いびき、寝言、睡眠時ひきつけ、乳児期の良性睡眠時ミオクローヌス、長時間睡眠者、短時間睡眠者がある。

1）いびき

呼吸障害、不眠や日中の過眠などを伴わないいびきは小児の10〜20％が呈する。男女とも加齢で頻度は増す。仰向けで悪化し、肥満、鼻閉、上気道の狭窄、鎮静薬使用などで生じやすくなる。

2）寝言

睡眠中の発声で、本人の明確な自覚はない。日常的に認められるが、性差はなく、幼少者で半数、成人では5％で認める。すべての睡眠段階で生じうる。発熱やストレスでしばしば誘発され、小児では睡眠時驚愕症に伴って認める。

3）睡眠時ひきつけ

睡眠開始時に主として下肢あるいは上肢に突然起こる持続の短い筋収縮で、性差はなく、あらゆる年齢層で6〜7割が経験する。誘因なく自発的に、あるいは種々の刺激で発現する。まれに入眠困難を来す。落下や転倒、顔のほてりなどの身体感覚や視覚性入眠時夢体験や幻覚を伴うこともある。カフェインなどの興奮剤、過労、断眠、ストレスなどが増悪因子である。予後は良好で、規則的な睡眠習慣の指導や誘発因子を避けることで改善することがほとんどだが、重症例にクロナゼパムを使用したという報告もある。

4）乳児期の良性睡眠時ミオクローヌス

睡眠中の筋れん縮で、生後6ヵ月までの乳児にまれに見る。全身、体幹、四肢のいずれにも生ずる。覚醒を来すことはない。脳波に異常は認めない。覚醒時には認められず、この点が啼泣で増強するjitterinessとの鑑別点になる。新生児けいれんと誤認され、無用な抗けいれん薬投与がなされないよう、注意が必要である。

5）長時間睡眠者・短時間睡眠者

長時間睡眠者では毎日の総睡眠時間が10時間以上で、その睡眠時間を確保できないと日中眠気が生じる。小児では年齢相当の睡眠時間よりも2時間以上睡眠時間を要する場合該当すると考える。長時間睡眠者では通常小児期より必要な睡眠時間は多い。一方短時間睡眠者では一晩の睡眠時間は5時間未満だが日中の眠気はなく日中の行動に不都合もないが、睡眠時間が少ないことを心配している。小児では年齢相当の睡眠時間よりも3時間以上少ない場合該当すると考える。

　NHKの国民生活時間調査によると、日本人の平日の平均睡眠時間は1960年には8時間13

分であったが、2005年には7時間22分にまで短縮した（**図15**）。この間子どもたちの睡眠時間も減っている。

1993〜5年の1歳児の睡眠時間（**表11**）は従来よりも1〜2時間減っている。3〜6歳児の夜間の睡眠時間（**表12**）は1995年から2000年の5年間で9〜15分減少している。

2004年の平均睡眠時間は、中央教育審議会資料によると、小学3、4年生で8時間51分（男子、女子）、小学5、6年生で8時間51分（男子）、8時間40分（女子）、中学生で7時間35分（男子）、7時間15分（女子）、高校生で6時間39分（男子）、6時間27分（女子）である。これらの値は1981年に比し、小学生で約10〜15分、中学生は約30分、高校生は1992年に比し約20分短縮している。2006年秋の全国養護教員会の調べでは平均睡眠時間は小学校5年生男児で8時間23分、女児で8時間25分、中学2年生男子で7時間22分、女子で7時間5分、高

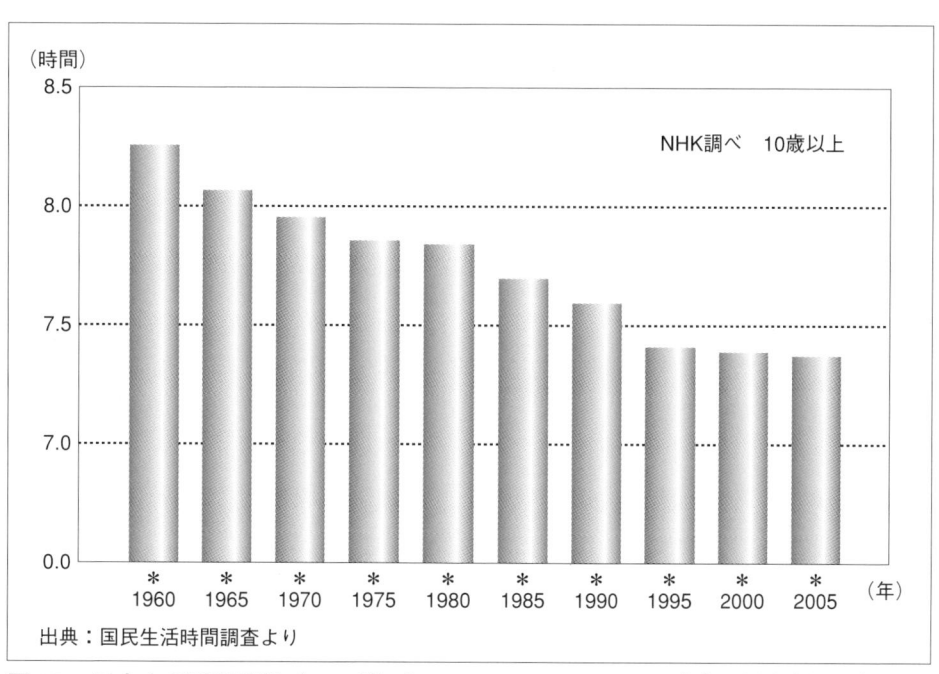

図15　日本人の睡眠時間（NHK調べ）　　　　　　　　　　　（国民生活時間調査より）

表11　1歳児の1日の総睡眠時間についての調査結果

1993-1995年	10.88時間
1985	12.93
1968	11.4
1966	11.57
1955	12.0

表12　幼児の夜間睡眠時間

	幼稚園児	保育園児	未就園児
2000	10時間 6分	9時間21分	9時間57分
1995	10時間15分	9時間36分	10時間 6分

表13　サウジアラビア、スイス、香港の5歳から12ないしは13歳までの睡眠時間

年齢	サウジアラビア		スイス		ホンコン
	夜間睡眠時間	夜間睡眠時間＋昼寝時間	夜間睡眠時間	夜間睡眠時間＋昼寝時間	夜間睡眠時間
5-6	8.8±1.3	9.4±1.2	10.9±0.7	11.0±0.8	9.1±0.98
7	8.7±1.02	9.4±1.3	10.7±0.7	10.6±0.7	8.9±0.93
8	8.6±1.01	9.4±1.3	10.4±0.7	10.4±0.6	8.87±0.93
9	8.5±1.1	9.2±1.4	10.2±0.7	10.1±0.6	8.8±0.95
10	8.4±1.2	9.2±1.3	9.9±0.6	9.9±0.6	8.72±0.92
11	8.2±0.9	9.0±1.1	9.6±0.6	9.6±0.6	8.55±0.98
12	8.0±1.3	8.8±1.3	9.3±0.7	9.3±0.6	8.6±0.98
13	7.9±1.1	8.8±1.3	9.0±0.7	9.0±0.7	

BaHammam A, Bin Saeed A, Al-Faris E, Shaikh S.: Sleep duration and its correlates in a sample of Saudi elementary school children. Singapore Med J. 2006 ; 47 : 875-881. からの引用

校2年生男子で6時間40分、女子で6時間22分だ。小中学生では2004年よりもさらに短縮している。短縮の見られなかった高校生の値はすでに短縮の限界に達しているのかもしれない。なお米国、中国の小学校4年生の睡眠時間は2005年の報告でそれぞれ10時間00分、9時間12分だ。**表13**にはサウジアラビア、スイス、香港の5歳から12ないしは13歳までの睡眠時間を示した。日本の子どもたちの睡眠時間の短さが目立つ。また日本の中学生の夜間の睡眠時間は1999年の段階で、米国よりも約30分、ヨーロッパ諸国よりも90分以上睡眠時間が少ない。台湾が日本と同等だが、台湾の中学には昼寝の時間がある。日本の中学生は昼寝の出来る状況にないので、日本の中学生は世界で一番眠っていない。さらに2006年のデータでは日本の中学生の睡眠時間はさらに減っている（図16）。

　以上より社会的状況の変化によって、必要な睡眠時間は変わることができるのかもしれない。かつては、長時間睡眠者も短時間睡眠者も全体の約5〜10％ぐらいと考えられていた。最近の研究では、長時間睡眠者の方が短時間睡眠者よりも、メラトニンの分泌されている時間が長く、明け方に体温が最低になる時刻と、明け方にコルチゾールが最高になる時刻とが遅いという。つまり長時間睡眠者と短時間睡眠者とでは、概日リズムのプログラムそのものが異なっている可能性があるわけである。すると最近の睡眠減少が、このような内的環境の変化を伴った増加なのか、それとも慢性的に短時間の睡眠しかとることができない人々（睡眠不足症候群）が増えてきているのかについては、しっかりと見きわめる必要がある。幼児でも昼寝を必ずと

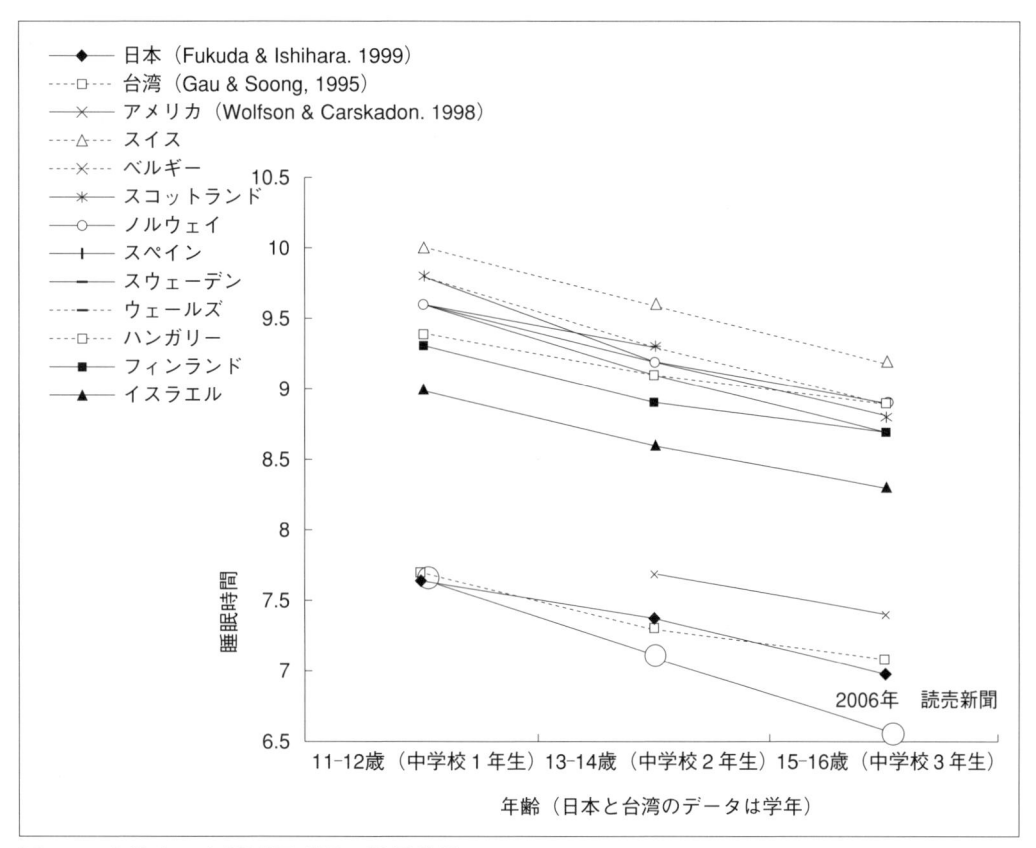

図16 中学生の夜間睡眠時間の世界比較
Tynjälä J, Kannas L, Välimaa R. How young Europeans sleep. Health Educ Res. 1993; 8: 69-80.を引用した。
福田一彦：教育と睡眠問題、日本学術会議。精神医学：生理学・呼吸器学・環境保健学・行動科学　研究連絡委員会報告　睡眠学の創設と研究推進の提言。2002 ; pp89-96. を改変

る児と決してとらない児とがいるが、彼らが将来的な長時間睡眠者、あるいは短時間睡眠者になるかどうかについては、いまだ検討はなされていない。ショウジョウバエでは眠らなくとも早死にしない変異種のみならず、短時間睡眠で寿命も短い変異種も発見されている。

8. 国際分類にない項目

1）夜泣き

「これといった原因もなしに毎晩のように決まって深夜に泣き出すこと」で、午後から夕方にかけて認めるコリックとはおそらくは区別可能な概念である。ICSD-2では小児の行動性不眠症の範疇に入ろうが、Yonaki として記載、独立した概念としても報告されている。

経験論的には本邦の約6割の乳児に認め、従来から自然軽快する良性の現象とされている。しかし病態生理は不明で、児の病理の有無、「夜泣き」の児への影響についてはほとんど検討

されていない。また一部では養育者の眠りを確実に乱しているが、マタニティブルー対策に比し、積極的な対応がなされていない懸念がある。小児科医、産婦人科医、精神科医らの医師と保健婦あるいは地域社会などとの協力が不可欠な分野であろう。

　「夜泣き」に対しては、就床時刻を一定させ、適正な夜間の睡眠時間を確保することでの改善が示唆されているが、治療に関する系統的な検討は少ない。病態生理、治療など今後の課題は多い。筆者は一部の「夜泣き」は前述の睡眠時驚愕症に近い病態生理を有する可能性を印象として持っている。

　大多数のヒトの生体時計の周期は24時間よりも長く、これは朝の光によって周期24時間の地球時間に同調する。この同調機構は経験的には生後3〜4ヵ月までに完成し、その結果睡眠覚醒リズムが確立する。したがってこれ以前の月齢では、睡眠覚醒リズムが日々遅れ（図8）、生理的に「夜間」に目覚めることもあり、これは「夜泣き」と捉えられ得る。

　睡眠覚醒リズム確立以降の「夜泣き」には、レム睡眠の関与を考慮する必要がある。レム睡眠は時刻依存性が高い。いつも同じ時間に泣く場合はレム睡眠の関与を考える。

　「夜泣き」というと当然「眠り」に注目するが、摂食行動、社会的接触・運動も睡眠覚醒リズムを強力に制御する。夜間の良質な睡眠には、適切な「食」と昼間の心身の「活動」が不可欠である。つまり「夜泣き」の際には「食」や「活動」の評価も重要である。腹時計の中枢機構が解明され、ある時刻の摂食が48時間ほど記憶されているという。夜間の授乳や昼間の活動状況についての情報収集も重要となる。

　以上は「夜泣き」の原因についての分析だが、原因にかかわらず存在する「夜泣き」の基本的な問題として、養育者と児との緊張関係の連鎖がある。養育者のイライラは児に伝わり、これは児におそらくは不安、不快をもたらし「泣き」を誘発しよう。この連鎖を断ち切らない対応は、適切な「夜泣き」対策とはなりにくい。筆者は「夜泣き」対策の基本はこのイライラの連鎖を断ち切ることで、そのポイントは養育者が冷静さを取り戻すことにあると考えている。そしてその際重要な点が原因の理解にあると考えている。そのためには睡眠日誌（図8）による睡眠の客観的観察が有効な場合がある。たとえば生後2ヵ月の「夜泣き」に悩んだ場合には、睡眠日誌をつけることで、睡眠覚醒リズムが日々遅れることを養育者が認識することで、児が生体時計の地球時間への同調作業の発達過程にあることを理解し（「いま赤ちゃんは自分の時計を地球時間に合わせようとしているんだ」）、冷静に児の眠り、あるいは「夜泣き」を見つめるきっかけになることが期待される。また生後6ヵ月の「夜泣き」の場合、睡眠日誌によって、いつも同じ時間に泣くようであれば「赤ちゃんはまた夢をみているんだ」というような理解をできる可能性もあろう。ただし養育者によっては強迫的に記録をつける場合もある。養育者の状況についての慎重な配慮が重要であるとともに、気軽に記録することを強調したい。無論養育者の精神面を支持する体制作りも重要である。具体的には悩みを打ち明けることのできる場、人の保障が重要である。

なおいつもの夜泣き、と考えていたら腸重積であった、ということもある。乳幼児の場合、常に全身状態への配慮を忘れたくはない。

2) 睡眠中に発作をきたしやすい小児のてんかん

　点頭てんかん（West症候群）の発作は入眠や覚醒に際して生じやすい。Lennox症候群の強直発作はノンレム睡眠中によく出現する。中心中側頭部に棘波を示す良性小児てんかんの発作は寝入りばなや起きがけに多く、また昼間に生じる場合でも、ドライブ中などぼんやり、あるいは倦怠感のある時に起きることが多い。前頭葉に起源を有するてんかんではしばしば睡眠中に自転車漕ぎや駆け足、あるいは大声を上げるという一風変わった行動を発作として生じる。演技的と認識されることも多く、「寝ぼけ」あるいは「転換性障害（ヒステリー）」と認識される場合もある。常染色体優性夜間前頭葉てんかんは小児期に発症、成人期にもノンレム睡眠中に運動性の発作（手足や身体の大きな動き）が群発する。Panayiotopoulos症候群（蒼白、吐気、嘔吐といった自律神経症状を主症状とする複雑部分発作を呈す）でも95％以上の患児で発作は睡眠中に生じる。

　臨床的には発作のコントロールが難しいてんかんを有する人では、睡眠-覚醒リズムが乱れていることがある。そうした場合、睡眠-覚醒リズムの乱れを治すことで、けいれんのコントロールが容易になることが経験的に知られている。また逆に、睡眠-覚醒リズムの乱れをきっかけに、それまで順調だった発作コントロールの具合が悪くなることも経験する。ただしその神経学的なメカニズムについてはいまだ不明である。

　てんかんとの鑑別が必要な睡眠関連病態には睡眠時ひきつけ、悪夢、睡眠随伴症、睡眠関連運動障害、転換性障害（ヒステリー）などが挙がる。発作時ビデオ脳波同時記録が診断に有用である。

3) 乳児突然死症候群

　乳児突然死症候群（sudden infant death syndrome; SIDS）の本体は今もってまったく不明だ。ICSD-2では「1歳未満の乳児の突然死で、きちんとした解剖・死亡現場調査・臨床病歴の再検討など徹底的な症例調査の後も説明不能なもの」と定義されている。本邦での定義は"それまでの健康状態および既往歴からその死亡が予測できず、しかも死亡状況および剖検によってもその原因が不詳である、乳幼児に突然の死をもたらした症候群"で、SIDSと言うためには"突然死をもたらす隠された疾患がないこと、窒息などの事故でないこと、さらには犯罪などでないこと"を証明しなければならない。SIDS児の中には死亡前に無呼吸症状が認められるものも存在するが、新生児や乳児の原発性無呼吸はSIDSの独立危険因子としては確立されていない。またSIDSと確定できる解剖所見も確立されていない。臨床現場で重要なのは虐待による死亡と窒息事故とSIDSとの鑑別である。事故による窒息死をSIDSと鑑別することは、

解剖を行ったにせよ、必ずしも可能ではないが、死亡原因を知るには死亡現場の状況調査が重要である。

わが国では、毎年出生約2,000に対して1人の乳児が犠牲になっている、と考えられる。月齢では4ヵ月にピークがあり、6ヵ月までにその80％が発生している。実務上は、6ヵ月未満の乳児を一人で放置しないよう注意を喚起することが重要である。

疫学的には、仰向け寝を推奨したことで世界各国のSIDS発生頻度が明らかに減少した。この事実を受けて、"うつ伏せでは窒息する"というSIDSに関する誤解が広まることが心配だ。SIDSと窒息とはまったく異なる。窒息に至る手前には、通常ならば"もがき"が生じるがSIDSではこれを認めない。また仰向け寝こそ吐物や誤飲などで窒息の危険を高める。閉塞性睡眠時無呼吸を軽減する手段としてはうつぶせが有効なのである。

なおALTE (apparent life-threatening event) についてICSD-2では、「ALTEの病態生理には、さまざまな呼吸性・神経性・感染性・胃腸性・自律神経性・心性・その他の原因がある。」、「ALTEは特定の診断名ではなく、良性から生命を危うくするようなものまで幅のある、親が報告した無呼吸症状をあいまいなままにまとめたものである。ALTE症状が認められる乳幼児にはさまざまな病態が混在している。全症例の40％から50％で、病歴・身体所見・検査の評価・時に入院させて観察するなど、入念に焦点を絞った臨床評価をすれば、呼吸感染症、胃食道逆流、痙攣、息止め発作、または誤って異常とされた正常な呼吸行動まで、具体的な診断名が特定できる。」と記載されている。もちろんALTEとSIDSとを同一ベクトルで捉えることは適切ではない。

4) ここまで述べていない小児神経科領域の疾患に伴う眠りの問題

注意欠陥多動性障害では、入眠困難、夜間覚醒の増加、早朝覚醒が経験される。一部には睡眠障害が原因で、日中に集中力を高めることが困難となり、注意欠陥多動性障害類似の症状を呈する場合もある。その場合、睡眠の改善で覚醒時の症状が改善する。睡眠呼吸障害、周期性四肢運動異常症やレストレスレッグズ症候群でも同様な例を経験する。注意欠陥多動性障害を呈し、メチルフェニデート（中枢神経刺激薬）への反応も乏しかった児が、ドーパミンアゴニストの治療でレストレスレッグズ症候群が軽快し、行動異常も改善したという例も報告されている。てんかん患者、重度脳障害者、Angelman症候群、自閉症、Rett症候群、Smith-Magenis症候群、発達障害患者らでも入眠困難、中途覚醒、早朝覚醒、リズム異常を経験する。精神遅滞を有する小児では約80％の児が睡眠覚醒リズム障害を呈すると言う。

最近Smith-Magenis症候群患児で、メラトニンの日内変動に異常を呈し、かつ日中の眠りや夜間の中途覚醒を呈する例で、βブロッカーを朝投与することで、異常な日中のメラトニン産生を抑制、場合によってはメラトニンの夕刻投与をも合わせ行い、睡眠関連の症状が改善した例が報告された。メラトニンの分泌の日内変動に異常がある場合への応用が期待される。し

かしこれ以外には、各病態に特化した治療法の解明はほとんどなされていない。必要最低条件として睡眠衛生の基礎的事項の確認を行いたいが、これも現実には非常な困難を伴う。今後の課題は多い。

5）朝型・夜型

　平成11年発行の「臨床睡眠医学」（朝倉書店）では「日周変動のピークが早いものを朝型（morning type）、遅いものを夜型（evening type）と呼ぶ」とあるが、明確な定義は示されていない。臨床的な評価尺度としては Morningness-Eveningness Questionnaire score や Composite Scale of Morningness があり、前者には19項目からなる日本語版がある。

　誕生の季節により在胎期間あるいは周産期の明期の長さが大いに変わるが、これが朝型夜型の決定に関与する可能性を述べているグループがある。一方朝型夜型決定の遺伝的な要因の関与の度合いが双生児で解析されており、その関与は50％弱という報告が多い。

　朝型夜型と行動上の問題との関連が最近検討されている。夜型と moodiness（気難しさ、むら気、不機嫌）との関連が特に男子で強く、夜型は入眠困難、短い睡眠時間、朝の気分の悪さ、日中の眠気と関連しており、夜型では日中の昼寝が多く、朝型よりも行動上あるいは感情面での問題点を多く抱え、自殺企図、薬物依存も多く、夜型の度合いが高いほど衝動性という。夜型は男児では反社会的行動、規則違反、注意に関する問題、行為障害と関連し、女児では攻撃性と関連し、夜型では朝型よりも学力が低く、生活リズムが不規則という。

　高知大学の原田哲夫准教授も朝型夜型とイライラとの関係について調査している。以下の4点（①気分が落ち込むことがある、②すぐに怒り出すことがある、③イライラすることがある、④キレて、みさかいがなくなってしまうことがある）について、質問紙の得点から示される朝型夜型傾向との関係を中学生と大学生・専門学校生とで調査している。各項目は「いつも」、「しばしば」、「たまに」、「ない」の4項目から一つを選択する形で調べている。その結果、夜型傾向の度合いが強まるほど、②怒ると③イライラの項目の頻度が増したという。また中学生では就床時刻が遅くなるほど①落ち込むと③イライラの項目の頻度が高まり、居眠りの頻度が増えるほど①落ち込むと④キレの頻度が増し、大学生・専門学校生では居眠りの頻度が増えるほど②怒る、③イライラ、④キレるの頻度が増加したという。

　睡眠覚醒リズムの不整という観点から長年研究を続けているピッツバーグ大学のグループでは、朝型夜型という生活習慣と、生活リズムの規則性との間に関連があることを報告、生活リズムの規則性は朝型の方が高いこと、概日リズムがよりよく機能すること、眠りに関する問題点（悩み）の少なさ、とに関連がある、と結論している。

　朝型で規則的な生活を送ることで、ヒトは機能的に行動できそうだ。

Ⅳ章の要点

- 不適切な睡眠衛生による不眠の対策の基本は適切な睡眠衛生の提供だ。
- 睡眠の開始に必要な一定のものや状況が入眠儀式だが、寝かしつける手段として積極的に利用したい。
- 小児の閉塞性睡眠時無呼吸症候群の罹患率は 0.7 ～ 2.9 ％で、発症の危険因子にはアデノイド扁桃腺肥大、家族歴、肥満、人種、鼻咽喉の問題、顎顔面形態、特に小顎症、顔面中部の形成不全、神経筋疾患を含む筋緊張低下が随伴する例、Down 症児、脳性麻痺、胃食道逆流、重症心身障害児・者、持続する喘鳴、早産児等がある。
- 本邦では多くの子どもたちが、不適切な睡眠衛生に起因する睡眠不足状態にあって、日中に眠気を感じている。
- 睡眠相後退型の概日リズム異常は、生活習慣に関連した睡眠相の遅れと混同されて、過剰に診断されている。
- ノンレム睡眠からの覚醒異常（錯乱性覚醒、睡眠時遊行症、睡眠時驚愕症）は入眠直後に多い徐波睡眠が浅くなる入眠後 1 ～ 3 時間に発現するが、レム睡眠行動障害、悪夢はレム睡眠と関連し、レム睡眠量の増加する夜間睡眠の後半（明け方）に多い。
- レム睡眠行動異常症ではレム睡眠時に筋肉活動が抑えられず、夢内容と関連した行動を起こす。
- 3 歳から 5 歳までの小児の 10 ％から 50 ％が両親を心配させるほどの悪夢を見る。
- 4 ～ 6 歳で月に二晩以上遺尿があると「夜尿症」と診断するが、治療の基本はあせらず・おこらずで、規則正しい睡眠習慣、就寝前の排尿習慣の指導、動機付けとしての心理的支えが重要である。
- レストレスレッグズ症候群では下肢中心に四肢に不快な感覚が生じるが、表現が稚拙な幼少時や発達障害児（者）の場合は適切な訴えができず、診断が遅れがちだ。
- 睡眠関連律動性運動異常症は、「眠くなると頭を振る」も含めると 9 ヵ月児の 7 割近くに認める。
- 夜泣きの際には「食」や「活動」の評価も重要である。
- 睡眠-覚醒リズムの乱れを治すことで、てんかんのコントロールが容易になること、及びその逆は、しばしば経験するが、そのメカニズムは不明だ。
- 仰向け寝の推奨で乳児突然死症候群発生頻度が減少した。
- 注意欠陥多動性障害、てんかん患者、重度脳障害者、Angelman 症候群、自閉症、Rett 症候群、Smith-Magenis 症候群、発達障害患者等でも入眠困難、中途覚醒、早朝覚醒、リズム異常を経験するが、原因は不明で、各疾患に特化した治療法も確立していない。
- 日本人の睡眠時間は減っている。
- 朝型で規則的な生活を送ることで、ヒトは機能的に行動できそうだ。

V. 夜ふかし

1. 現状

1）乳幼児

　夜10時以降に就床する1歳児の割合は1980年、1990年、1995年、2000年にそれぞれ25.7％、35.4％、40.2％、54.4％、3歳児の割合はそれぞれ21.7％、35.5％、37.2％、52％と増加している。筆者の1999年の調査（練馬区）では43.8％、1999年から2000年にかけての調査（草加市）では49.6％であった。子どもたちの「夜ふかし」は急速かつ着実に進行している。

　国際比較では日本の子どもたちの夜ふかし朝寝坊が突出している。1990年の冬（6月）のオーストラリアで3歳前後の子どもたちを対象にした調査では、就床時刻が夜10時以降の子どもはわずか4％のみである。この調査から10年を経た時期にもオーストラリアの研究者は、「中学生までは子どもは夜9時に寝るもの」と述べていた。3歳前後の子どもたちの平均の寝る時刻、起きる時刻の国際比較を**表14**に示す。1996年のイタリアで寝る時刻が日本に近いほかは、すべて日本よりも早起き早寝である。イタリアで寝る時刻が遅いのは、大家族で夕食を楽しむという生活に幼児も参加させているためという。こんな夜ふかしのイタリアでも朝は早く起きている。そしてシエスタ（昼寝）が習慣になっている。

表14　就床・起床時刻の国際比較

国　名	調査年	調査対象年齢	就寝時刻	起床時刻
スイス	1984	3歳	19:38	07:00
フランス	1991	3歳	20:00	07:18
イタリア	1996	25-48ヵ月	21:48	07:08
米国	2000	36ヵ月	21:11	07:05
仙台市周辺農村部	1999	42-43ヵ月	21:15	07:01
仙台市内	1999	42-43ヵ月	21:24	07:28
米国	1995	3歳	21:42	07:42
草加市	1999-2000	3歳	21:44	07:48
中国	1984	幼児	21:24	06:21
（賈志勇）	1999	幼児	21:46	06:55

1990年代前半に仙台、東京、熊本を比較した調査では、東京が仙台、熊本よりも寝る時刻、起きる時刻とも遅かったが、90年代後半にはこのような地方差はなくなった。ただ90年代後半には地方都市でも周辺農村部では市街地よりも早起き早寝であったが、今では地方都市でも郊外に24時間営業の大型店舗が乱立、日本全国どこでも子どもたちは夜ふかし朝寝坊となった。

　ベネッセ教育研究所の調査では、夜10時以降に就床する1歳6ヵ月～6歳11ヵ月児が1995年には34.5％であったが、2000年2月の調査では44.3％になっていた。しかし2005年3月の調査では23.5％と著減した。ところが2004年10～11月に福岡市の3歳児の調査でも51.1％の就床時刻が22時以降で、P＆G社が2004年12月に行った調査（図17）でも就床時刻が午後10時以降の子どもたちは日本では46.8％であった。つまりベネッセ教育研究所の2005年3月の調査は異質な結果を呈している。筆者は、これは2005年の1～2月にかけてNHKの番組（クローズアップ現代）で「子どもの眠り」が取り上げられたことを受けての一時的な傾向であることを危惧している。今後の推移に注目したい。

　なおP＆G社の調査（図17）はヨーロッパ各国（2004年3～4月）でも行われ、就床時刻が午後10時以降の子どもたちはスウェーデン27％、イギリス25％、ドイツ・フランスはそれぞれ16％であった。ちなみに就床時刻が午後7時以前の子どもたちがドイツで36％、イギリスで33％、スウェーデンで26％いる。フランスは6％で日本は1.3％である。日本の子どもたちの「夜ふかし」は世界でも突出している。

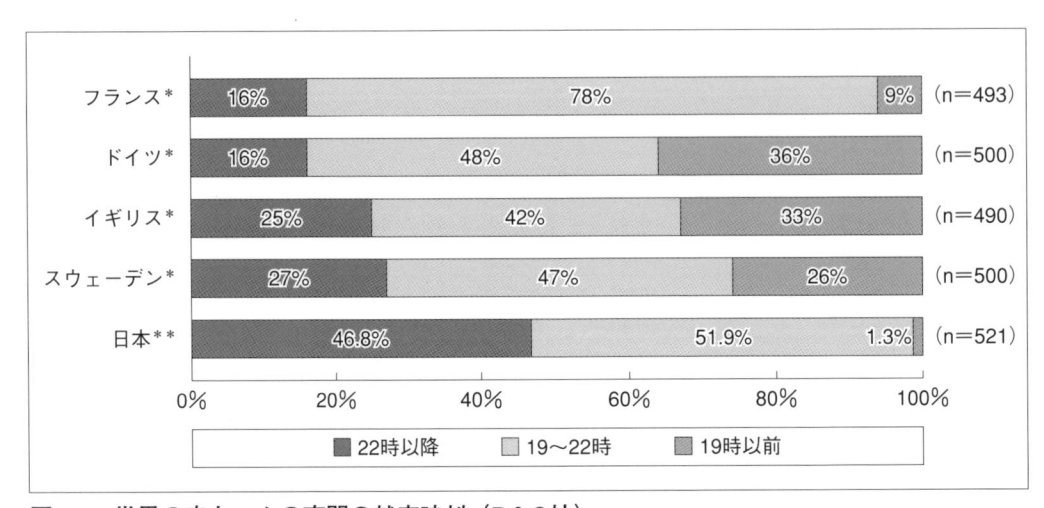

国	22時以降	19～22時	19時以前	n
フランス*	16%	78%	9%	(n=493)
ドイツ*	16%	48%	36%	(n=500)
イギリス*	25%	42%	33%	(n=490)
スウェーデン*	27%	47%	26%	(n=500)
日本**	46.8%	51.9%	1.3%	(n=521)

図17　世界の赤ちゃんの夜間の就床時刻（P＆G社）
　＊ P&G Panpers.comによる調査より（2004年3月-4月実施、対象0～36ヵ月の子供）
　＊＊ パンパース赤ちゃん研究所調べ（2004年12月実施、対象0～48ヵ月の子供）

2）小中高生

　1979年には約4割の日本の小学校4年生が午後8時台に寝ていたが、この割合は2002年にはわずか6％となった。逆に1979年にはいなかった深夜0時を過ぎても起きている小学校4年生が2002年には2％いる（**図18**）。

　2004年の平均就床時刻に関する中央教育審議会資料によると、小学3, 4年生で21時50分（男子）、21時48分（女子）、小学5, 6年生で21時58分（男子）、22時8分（女子）、中学生で23時12分（男子）、23時24分（女子）、高校生で0時6分（男子、女子）であった。この数値は1981年の調査に比べ、全体に20分ほど遅くなっている。

　2006年秋の全国養護教員会の調べでも、平均就床時刻は小学校5年生男児で22時間10分、女児22時9分、中学2年生男子で23時19分、女子で23時間33分、高校2年生男子で23時49分、女子で23時間51分だ。なお2005年の報告では米国の小学4年生の就床時刻は20時36分、中国の小学4年生は21時00分だった。また日本の高校生は6割が午前0時を過ぎても起きているが、米国では6割が午後11時前に、中国でも5割が午後11時前に、9割が午前0時前に寝ている（2003年秋）。

3）子どもたちの様子

　1979年には保育園に通う児の8.1％が朝からあくびをし、10.5％がすぐに疲れた、と訴えた。その後夜ふかしが蔓延し、睡眠時間が減ったが、2000年にはこの数字はそれぞれ53.2％と76.6％に上昇した。子どもたちの様子と就床時刻の遅れの進行あるいは睡眠時間減少との間の

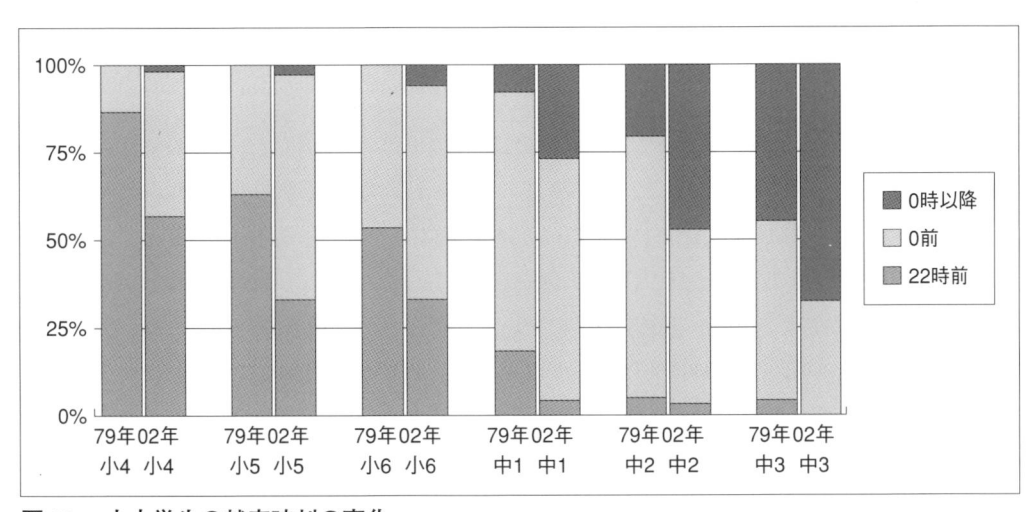

図18　小中学生の就床時刻の変化
東京民研学校保健部会・東京総合教育センター　2004・3

直接の因果関係を述べることは困難だが、その関連を想像することは容易だ。

　2005年の東京都養護教諭研究会の調べでは、本来ヒトが最も覚醒度が高くあるべき午前10～12時に相当する3,4時間目に眠気を感じる児童生徒は、小学校の男児で50％、女児で60％、中学校では男子で70％、女子では80％に上る。さらに2007年6月から7月にかけて、首都圏に住む小学5年生から中学3年生800人を対象に行った調査で「増やしたい時間」を複数回答で尋ねたところ、最も多かったのが「睡眠時間」の65％であった。

　2004年3月発表の東京民研学校保健部会報告によると、最近の小学生の訴えのベスト3は、あくびがでる（62％）、ねむい（58％）、横になりたい（47％）である。中学生の訴えのベスト3も小学生と同様である。夜ふかしでも朝には登校しなければならない。夜ふかしでは睡眠不足になり、その結果のあくびがでる、ねむい、横になりたい、であろう。そしてこれらに続く項目は、小学生で、目が疲れる、きちんとしていられない、ちょっとしたことが思い出せない、頭がぼんやりする、イライラする、肩がこる、物事に熱心になれない、考えがまとまらない、することに間違いが多くなる、中学生では、ちょっとしたことが思い出せない、物事に熱心になれない、考えがまとまらない、イライラする、物事が気にかかる、肩がこる、腰が痛い、であった。これらの症状のうち、身体的なものを除いて列挙すると、きちんとしていられない、ちょっとしたことが思い出せない、頭がぼんやりする、イライラする、物事に熱心になれない、考えがまとまらない、することに間違いが多くなる、物事が気にかかる、である。これらの症状は集中力・気力の欠如、感情制御の困難とまとめることができよう。集中力・気力の欠如は生命力の消耗、生きる力の欠如、とも言い換えることができるのではなかろうか。深夜型化した生活パターンと睡眠不足の両者が合まっての症状であろう。

2．筆者の研究から

1）研究の端緒

　筆者は1999年から2000年にかけて東京の練馬区と埼玉県の草加市で3歳児の養育者の方を対象に子どもたちの眠りを調査した。この調査の初期の目的は睡眠時無呼吸症候群の頻度を知ることであった。しかし調査では①約半数の3歳児が寝付くのは午後10時を過ぎている、②夜の就床時刻が遅くなるほど一日の合計の睡眠時間は少なくなる、③夜の就床時刻が遅くなるほど朝の起床時刻は遅くなる、④夜ふかしについて必ずしも問題意識を持っていない養育者がいる、ということを知った。特に④については驚いた。両親が午後9時には揃いながら、子どもの就床は午前3時、起床が午後1時。しかも両親は子どもの眠りについて何の心配もしていない家庭が存在していることを筆者は初めて知った。これは家庭の問題というよりも、夜ふかしを問題視していない今の日本社会の問題であり、また眠りあるいは生体リズムの常識—朝の光を浴び、昼間は活動し、夜は暗い環境で眠ることの重要性—について伝えることを怠ってき

た健康教育の不備の結果であると筆者は感じた。そしてこのことがきっかけとなって筆者は子どもの早起きをすすめる活動を始めた。

2）夜ふかしと睡眠時間

夜ふかしでは睡眠時間が減る。都内の某保健センターで1～3歳児の親子を対象に、親子の生活リズムと、アクチグラフを用いた子どもの活動量計測を行った調査の中での集計である。就床時刻が21時以前の83人を早寝群、就床時刻が22時以降の68人を遅寝群とし、それぞれの子どもの生活習慣を比較（**表15**）した。睡眠時間は早寝群が長く、早寝群は遅寝群よりも早起きで、朝食、夕食の時刻が早かった。

3）生活習慣と行動

筆者はライオン株式会社ビューティケア研究所と共同で4～6歳児の生活習慣と子どもたちの行動に関する調査を行った。この研究では、小児の行動を小児の行動チェックリスト（Child Behavior Check List；CBCL）で評価、睡眠習慣との関係を検討した。

＜方法＞

東京都内および近郊在住の4～6歳の男女児で、次の条件に該当する児を募った。A群；B群の条件には1つもあてはまらない児。B群；①21時以降に外出することが週2回以上ある、②布団に入るのが23時以降になることが週4日以上ある、③外出先からの帰宅が21時以降になることが週3日以上ある、のいずれか1つ以上にあてはまる児。

調査は、2週間の子どもの生活習慣（特に睡眠）に関する日誌、子どもと保護者に関するアンケート、CBCL日本語版/4～18歳用を用いて行い、すべて母親が回答した。

CBCLは小児の行動面の問題を評価する国際的で標準的な方法で、113項目の質問からなり、それらは8つの症状群尺度に分類される（I. ひきこもり、II. 身体的訴え、III. 不安/抑うつ、IV. 社会性の問題、V. 思考の問題、VI. 注意の問題、VII. 非行的行動、VIII. 攻撃的行動）。保護

表15 早寝群と遅寝群との生活習慣の比較

	起床時刻	朝食時刻	昼寝時間	外遊び	メディア接触	夕食時刻	就床時刻	総睡眠時間
早寝群 21時前就床 83人	7:01 (50分)	7:42 (43分)	1時間 45分 (52分)	1時間 23分 (69分)	2時間 29分 (124分)	18:28 (43分)	20:33 (29分)	12時間 11分 (62分)
遅寝群 22時以降就床 68人	7:41 (55分)	8:13 (50分)	1時間 58分 (56分)	1時間 14分 (66分)	2時間 45分 (140分)	18:56 (46分)	22:24 (34分)	11時間 13分 (62分)
p値	<0.001	<0.001	0.145	0.418	0.465	<0.001	<0.001	<0.001

（　）内は標準偏差

者は各質問に対し、3つの選択肢(あてはまる、どちらともいえない、あてはまらない)から1つを選んで回答する。その回答から8つの症状群尺度と内向尺度(I＋II＋III)、外向尺度(VII＋VIII)、総得点の粗得点を算出する。この粗得点をT得点に換算、T得点が高いほど、その尺度の行動面に問題のある可能性が高いと考えることができる。また各項目は得点から臨床域、境界域、正常域に分けられているが、各項目でこれらの各領域に分布する人数も検討した。

＜結果＞

A, B両群間に、年齢および男女の構成、幼稚園および保育園への通園状況、兄弟の有無、兄弟に占める兄あるいは姉の比率、母親の年齢および就労状況、居住形態には群間に有意な差を認めなかった。ただしB群はA群に比べ、起床、就床時刻が有意に遅く、夜間睡眠時間および総睡眠時間は有意に短く、起床・就床時刻の変動幅が有意に大きかった(表16)。

A群に比べ、B群で、全ての尺度でT得点の平均値が高かった(図19)。内向・外向尺度、総得点ではT得点が有意に高かった。また、症状群尺度では、B群はA群に比べて、ひきこもり、不安／抑うつ、攻撃的行動の尺度で、T得点が有意に高かった。

睡眠習慣を構成する6項目に関し、A、B両群を合わせた全データの分布の両極端、すなわち25パーセンタイル以下と75パーセンタイル以上の児についてT得点を比較した。

夜間睡眠時間および総睡眠時間では、内向・外向尺度および総得点で、睡眠時間の多寡でT得点に有意な差はなかった(図20)。また症状群尺度でも有意な差はなかった。

就床時刻(図21左)では、遅寝群で内向尺度のT得点が有意に高く、外向尺度で有意傾向がみられた。症状群尺度では、ひきこもりおよび不安／抑うつの尺度で、遅寝群でT得点が有意に高く、攻撃的行動でも同様の有意傾向がみられた。起床時刻(図21右)では、遅起群で、内向・外向尺度ともにT得点が有意に高く、症状群尺度では、身体的訴え以外の全ての尺度において、遅起群でT得点が有意あるいは有意傾向をもって高かった。

就床時刻の変動幅(図22左)では、変動幅大群で内向・外向尺度、総得点でT得点が有意に高く、また、症状群尺度では、身体的訴え以外の尺度でT得点が有意に高いか有意傾向がみられた。起床時刻の変動幅(図23右)では、変動幅大群で、内向・外向尺度のT得点が高

表16 睡眠習慣の比較

	A群	B群	t-test
夜間睡眠時間	10:22±32分	9:02±44分	p＜0.01
総睡眠時間	10:43±35分	9:46±46分	p＜0.01
起床時刻	7:08±24分	7:51±40分	p＜0.01
就床時刻	20:46±28分	22:51±39分	p＜0.01
起床時刻の変動幅	1:19±39分	1:58±53分	p＜0.01
就床時刻の変動幅	1:31±61分	2:40±77分	p＜0.01

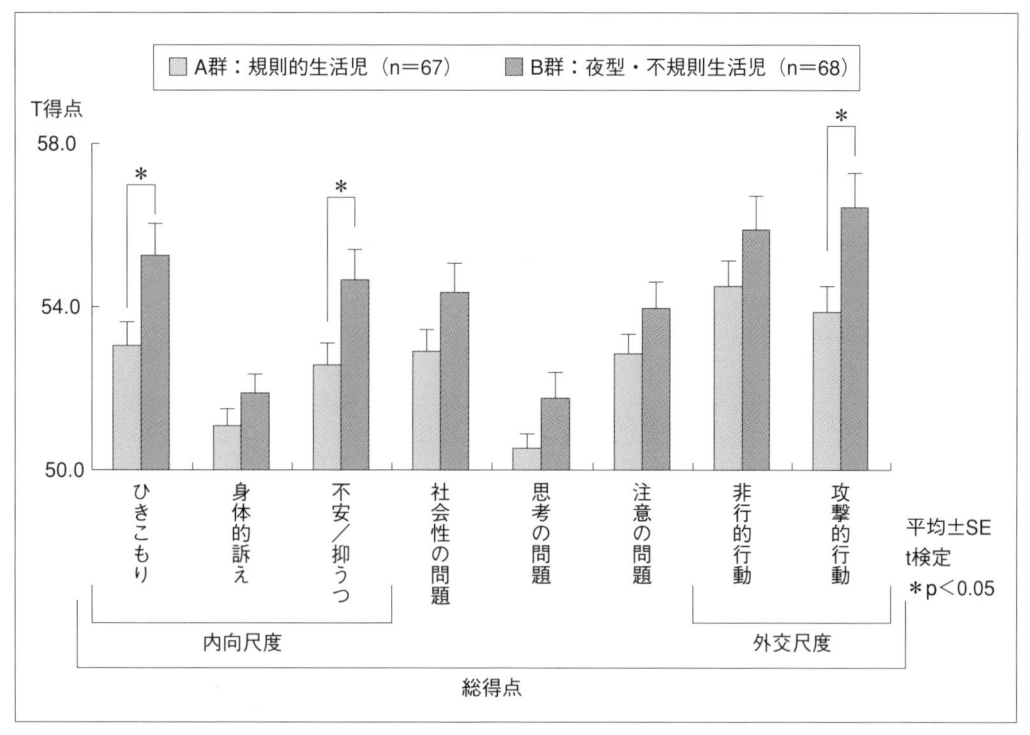

図19 症状群別のA, B各群のCBCLのT得点
神山潤 睡眠の障害 母子保健情報 2007; 55：6-10. より引用

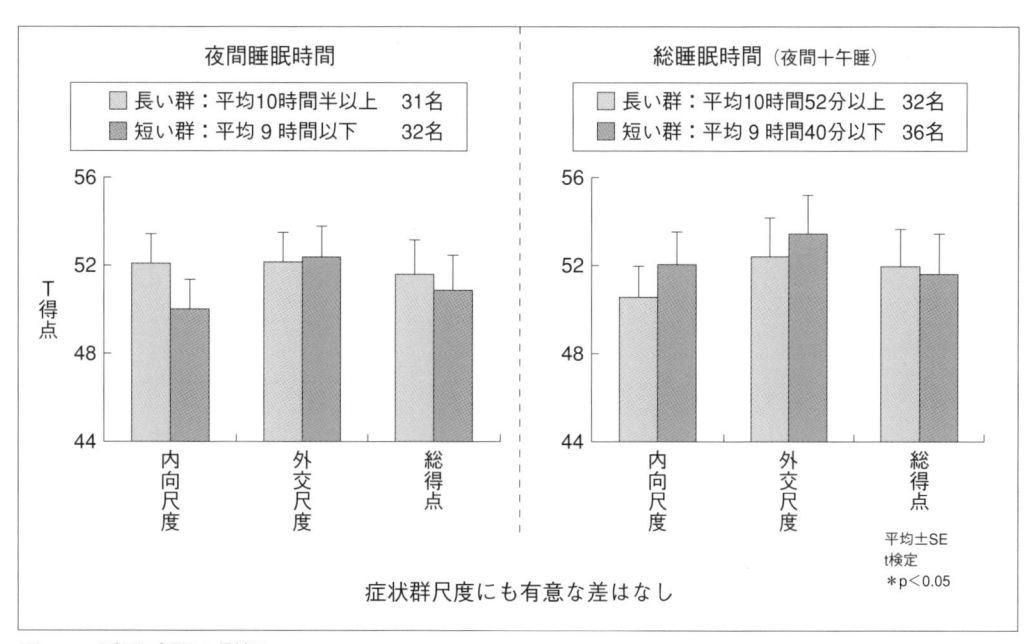

図20 睡眠時間の影響
神山潤 睡眠の障害 母子保健情報 2007; 55：6-10. より引用

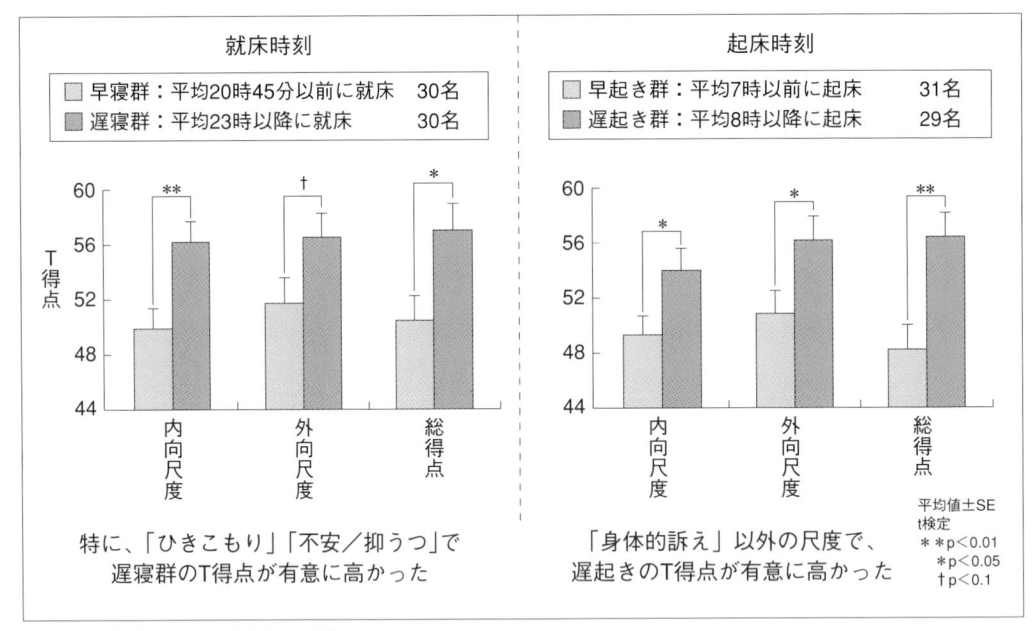

図21　就床・起床時刻の影響
神山潤　睡眠の障害　母子保健情報 2007; 55：6-10. より引用

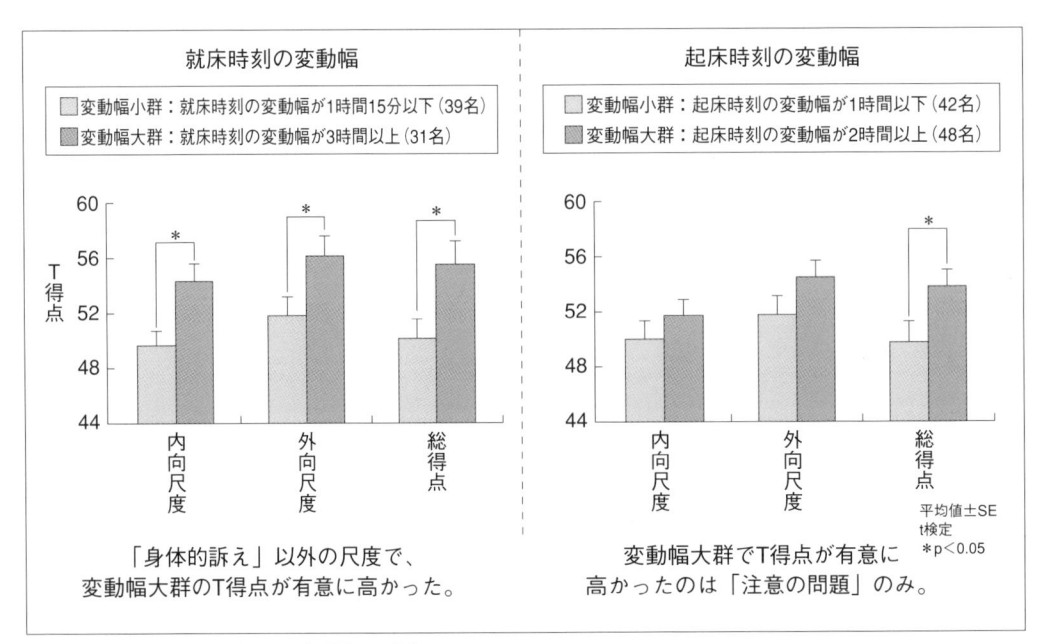

図22　就床・起床時刻の変動幅の影響
神山潤　睡眠の障害　母子保健情報 2007; 55：6-10. より引用

くなる傾向にはあったが、有意差はなかった。症状群尺度においては、変動幅大群で注意の問題で有意に高く、思考の問題、攻撃的行動で有意に高い傾向が見られた。

　また各項目はその得点から臨床域、境界域、正常域に分けられるが、各領域に分布する人数を算定、A群とB群、さらに各睡眠習慣で有意差を検定した。その結果、起床時刻での総得点、就床時刻変動幅での非行的行動、内向尺度、総得点で、起床時刻が早く、変動幅が小さい群に、正常域が多く、臨床域が少ない方向での有意差のある分布差異を認めた。

＜まとめ＞

　CBCLのT得点は、B群でA群に比べて得点が高く、行動面に問題がある可能性が高い。そして背景因子で差の見られた睡眠習慣がこの差をもたらした原因である可能性を考え、睡眠習慣でT得点を比較した。その結果睡眠時間の多寡よりも、早く起きること、早く寝ること、規則正しい時刻に寝ることが児の問題行動の減少に関与する可能性を考えた。

4）生活リズムと脳機能

　「三角形を模写する」ことは従来から5歳児の知能検査の項目にあったが、最近大多数の子どもたちが「三角形を模写する」ことができる年齢が遅くなってきている。また脳機能に障害がある場合、模写が困難になる場合がある。一方保育現場からの声として、問題行動の目立つ子どもたちの中で、生活習慣の乱れが目立つ子どもたちが多い、という指摘がある。以下では「睡眠覚醒リズムの乱れ」が脳機能に悪影響を及ぼし、「問題行動」をもたらす、との仮説を立て、脳機能を評価手段として三角形の模写を取り上げた和洋女子大学の鈴木みゆき教授の研究を紹介する。

　都内近郊9つの保育園、幼稚園の5歳児を対象に、2週間の睡眠日誌記録、三角形の模写、幼稚園教諭や保育士による子どもたちの問題行動の把握が行われた。最終的には222名から検討にたるデータを得た。

　2週間の睡眠日誌記録で、起床時刻あるいは就床時刻の標準偏差が1.5時間以上ある子どもたちを睡眠覚醒リズム不整群としたところ34名が該当した。睡眠覚醒リズム不整群は睡眠覚醒リズム正常群よりも朝寝坊で睡眠時間が少なかった（**表17**）。

　三角形を描けなかった子どもたちは38名で、描けた子どもたちよりも朝寝坊で睡眠時間が

表17　三角形模写と睡眠覚醒リズム

	睡眠覚醒リズム正常群	睡眠覚醒リズム不整群	
三角形模写可	173	11	184
三角形模写不可	15	23	38
	188	34	222人

少なかった。三角形を描けなかった子どもたちは睡眠覚醒リズム不整群34名中に23名、睡眠覚醒リズム正常群188名中に15名（**表17**）で、統計学的には、睡眠覚醒リズムが不整だと、睡眠覚醒リズムが正常である場合に比べ、三角形を描くことができない危険が5.9倍高まるという結果となった。

　問題行動は研究期間中に42人で48回確認された。この42名中35名が三角形を描くことができていなかった。三角形を描けなかった38名中35名で問題行動が見られたことになる。なお三角形を描けなかったものの問題行動のみられなかった3名は「おとなしい」という評価を得ている子どもたちであった（**表18**）。問題行動を見せた42名中19名が睡眠覚醒リズム不整群で、この割合（19/42）は問題行動のなかった子どもたちの中での睡眠覚醒リズム不整群の割合（15/180）よりも高かった（**表19**）。

　問題行動の内容別では、感情面の問題（物への異常な執着、説明が困難な攻撃性（突然隣の子をたたくなど））、交互運動と姿勢保持の問題（手を振って歩くことができない、ひじにもたれたりしてまっすぐに座れない）を呈する子どもたちで、理解・注意・集中力の問題（指示に従えない、話を聞こうとしない）を示した子どもたちよりも高率に三角形を描けない子どもが多かった。感情や交互運動、姿勢保持と三角形模写能力や不規則な生活習慣との関連が想定された。以上から、睡眠覚醒リズムは、三角形模写という脳機能に影響し、かつ問題行動にも関連すると結論した。

　また「手を振って歩くことができない子どもたち」「ひじにもたれたりしてまっすぐに座れない子どもたち」が10名おり、その中で三角形を描けない子は7名、睡眠覚醒リズムが不整な子どもたちは5名と高率であった。なお三角形をかけない7名の中では4名の睡眠覚醒リズムが不整であった。交互運動ができず、睡眠覚醒リズムが不整であった5名の子どもたちはす

表18　三角形模写と問題行動

	問題行動なし	問題行動あり	
三角形模写可	177	7	184
三角形模写不可	3	35	38
	180	42	222人

表19　睡眠覚醒リズムと問題行動

	睡眠覚醒リズム正常群	睡眠覚醒リズム不整群	
問題行動なし	165	15	180
問題行動あり	23	19	42
	188	34	222人

べて感情面の問題も認め、うち1人は理解・注意・集中力にも問題があった。「手を振って歩く」は交互運動の基本で、交互運動はリズミカルな筋肉運動の代表である。そして最も早期から認めるリズミカルな筋肉運動は咀嚼であり、ハイハイである。背筋を伸ばすことができない背景に後述するセロトニン活性の低下を想定することは可能である。今回の調査結果をみると、「手を振って歩くことのできない子どもたち」と三角形模写、睡眠覚醒リズムの不整、感情面の問題とのかなり強い結びつきを感じる。「手を振って歩くことのできない子どもたち」でことのほかセロトニン活性が低下しているのではないかとの危惧が募る。

なおすでに述べたように、不規則な生活リズムは夜型に多く認める（p.47）。

5）生活習慣とメラトニン

乳幼児は本来夜間に"メラトニンシャワーを浴びて成長する（**図4**）が、メラトニン分泌は光で抑制される。そこで夜間に照度の高い、いわば明るい環境で乳幼児が養育された場合、あるいは就床時刻の遅延に伴い、乳幼児が明るい環境下で過ごす時間が増した場合に、乳幼児が本来浴びるべきメラトニンシャワーを浴び損ねることを危惧した。メラトニンの生理作用（抗酸化作用、睡眠誘発リズム調整作用、性的成熟抑制作用）を考慮すると、発達早期のメラトニン分泌の低下を最近の性的成熟の低年齢化（早熟化）や、将来的な腫瘍発生増大の可能性と関連させることは十分に可能である。ただしいまだ実証的な検討が不十分である。そこで、筆者は"夜の就床時刻が遅くなるにつれ、夜間の光受光量が増し、メラトニン分泌が抑制される"との仮説を立て、この仮説を検証する目的で、就床・起床時刻とメラトニン濃度との関連を予備的に検討した。

血清中のメラトニン濃度は、唾液中のメラトニン濃度あるいは尿中6-hydroxymelatonin sulphate（6HMS）濃度に反映されるので、唾液中メラトニン濃度ならびに尿中6HMS濃度をクレアチニン濃度で除して標準化した値をそれぞれ検討対象とした。56人の3歳児の協力が得られ、1週間の睡眠日誌記録、ならびにこの期間中の任意の3回の起床時の唾液（42人）または尿（14人）の採取を依頼した。

唾液に関しては41人から得た109検体で唾液中のメラトニン濃度の検討が可能で、尿に関しては、14人から採取された38検体で尿中6HMS濃度の検討が可能であった。そして唾液中メラトニン濃度、尿中6HMS濃度と就床時刻、起床時刻との関連の検討では、①起床時刻が遅いほど濃度が低くなる傾向。②就床時刻が遅いほど濃度が低くなる傾向、を認めた。ただし、メラトニン濃度は生理的にも夜間にピークを迎えた後次第に低下し、特に朝方には急速に低下する。そこで①については単に起床時刻の違いを反映したものである可能性がある。しかし②については意味のある結果と考えた。

3．問題点

「夜ふかし」の問題点を4つにまとめた。慢性の時差ぼけ、明るい夜、睡眠不足、運動不足である。

1）慢性の時差ぼけ

朝の受光で、生体時計の周期は短縮し、地球の周期24時間に同調する。また夜の受光は生体時計の位相を後退させ、生体時計と地球時間とのズレを拡大する。夜ふかし朝寝坊ではこの二つの作用で、生体時計の同調が困難となる。生体時計の同調がなされないと体内のさまざまなリズム（睡眠覚醒、体温、ホルモン）の相互関係が本来あるべき関係とは異なる状態に陥る。たとえばヒトは朝方最低体温を記録した後に目覚め、最高体温を記録した後に眠りにつく。しかし脱同調に陥ると、最高体温の後に目覚めたり、最低体温の後に寝付いたりしなければならなくなる。これが「内的脱同調」で、その症状は夜勤や海外旅行などの外的な要因で生じる脱同調（外的脱同調—「時差ぼけ」）と同じで、体調は不良となる。眠たいときに眠れず、眠ってはいけないときに眠くなり、疲労し、食欲や意欲が低下し、作業能率も低下し、昼間の活動量も低下する。そして慢性の時差ぼけ（内的脱同調）の問題点は、これがすぐには生命に関係せず、問題点が認識されづらい点である。

2）明るい夜

明るい夜の悪影響は三つある。一つは前項で述べた生体時計の位相後退で、二番目はメラトニンの分泌抑制である。

メラトニンには抗酸化作用、リズム調整作用（眠気をもたらす作用）、性的成熟の抑制作用がある。1～5歳の頃は一生のうちで最もメラトニン分泌量が高い時期で、子どもたちは「メラトニンシャワー」を浴びて成長する（図4）。メラトニンは夜間暗期に分泌されるが、光はその分泌を抑制する。就床時刻が遅いほど朝のメラトニン濃度が低い傾向にあることはすでに述べた。メラトニンの働きを考えると、小児が夜ふかしで夜間受光していると、メラトニンシャワーを浴び損ね、性的な早熟や抗酸化作用の低下から発癌の危険が増す可能性が危惧される。なお2004年12月1日付けの産経新聞に生活習慣が乱れ、睡眠時間が少なく、朝食を摂る回数が少ないほど初潮年齢が早いという記事が掲載された（大阪大学日野林教授）。メラトニン濃度の検討は行われていないが、注目したい。高齢者では、日中の受光で夜間のメラトニン分泌が高まる。

三番目の悪影響は夜間の受光による生体時計の機能停止という最近の発見である。

以上を鑑みると、夜の受光はヒトにとり決して好ましい生活環境ではないようである。

3) 睡眠不足

　本邦の子どもたちの近年の睡眠時間の減少と夜ふかしの進展をこれまで紹介したが、すでに述べたように、夜ふかしでは睡眠時間は減る。登園登校がある場合には、起床時刻は規定されるので夜ふかしをすれば、睡眠時間が減るのは当然だが、起床時刻に規定のない、保育園に通園していない年少児であっても、夜ふかしでは睡眠時間は減る。通園のない年少児でも「夜ふかし」で減った睡眠時間は朝寝や、昼寝では取り返すことができない。

　眠りを奪われると約3週間でラットは死ぬ。また家族性致死性不眠症というプリオン病がヒトで知られている。眠りは生存のために必須である。

　眠るとひらめきがよくなる。発達期には眠ることで脳に生じた変化が増強、固定（記憶）される。17時間ほど覚醒を続けていると、アルコールの血中濃度0.05％程度と同等にまで認知機能は低下する。睡眠時間を4～6時間に制限すると徐々に認知機能が低下し、約2週間でそのレベルは丸二日間徹夜したと同程度にまで低下する。眠ることは脳機能を高める。急性の睡眠不足は耐糖能を低下させ、交感神経の緊張を高め、インフルエンザワクチンの抗体価上昇を阻害する。慢性の睡眠不足はインスリン抵抗性を高め、2型糖尿病や肥満の危険を高める。BMIを縦軸、睡眠時間を横軸にとると、睡眠時間7～8時間を最小値としたU字型の曲線が得られる。つまり寝ないと太り、生活習慣病の危険が高まり、睡眠時間7～8時間以下では寝るとやせる、とも言える。日本の小学生でも睡眠時間が標準よりも少ない状態が続くと、肥満とは無関係に血圧が上昇することが報告されている。睡眠不足では学業成績も不良となる。睡眠不足では脳機能も身体機能も低下し、意欲も低下する。イライラ感の強い小中学生では夜ふかしや朝食抜きの場合が多く、また「朝気持ちよく起きることができない」場合と「夜よく眠れない」場合には「学校でのイライラ」が高い。睡眠不足は知的面にも感情面にも影響する。眠りを疎かにすると生存の質が低下する。

　睡眠不足はさまざまな重大事故も引き起こす。眠気は脳が出しているSOSで、これに抗して気合と根性で眠気を乗り切るほど危険なことはない。睡眠不足は命のリスクだ。

4) 運動不足

a. 運動と脳機能

　夜ふかし朝寝坊で慢性の時差ぼけ状態に陥ると運動量が低下する。運動不足は肥満の危険を高めるが、運動は脳機能にも影響する。運動は動物の学習効果を高め、ヒトでも中年期の活動量が少ないと、多い場合に比しその後アルツハイマー病になる危険が高まる。小児期に活動量が多いと、慢性疲労症候群罹患の可能性が低下する。夜ふかしは、活動量を減らすことでも心身に悪影響を与える。

b. 低セロトニン症候群

　セロトニンは脳内の神経活動の微妙なバランスの維持に重要な神経伝達物質である。運動で動物の学習機能が高まる際にはセロトニンや脳由来神経栄養因子の活性が高まる。

　ラットの飼育ケージ内にマウスを入れると、ラットはマウスを殺して食べる（ムリサイド）。ムリサイドはセロトニン神経系の障害があると生じやすい。そしてセロトニンを補うことでムリサイドは抑制される。ベルベットモンキーにセロトニンを高める作用のある薬を与えると、毛づくろいなど他の仲間との交流が盛んになる。一方セロトニンの働きを弱めると仲間との交流が減り、攻撃的な行動が増える。大脳皮質と大脳基底核とのサーキットのうち外側眼窩前頭皮質サーキットは対人関係や共感性、さらには社会性に重要で、この回路にはセロトニン神経系からの信号が影響する。セロトニン神経系の活性が高まることで、外側眼窩前頭皮質サーキットが機能し、対人関係や共感性、さらには社会性が養われる可能性がある。

　種々の動物実験で、セロトニン系の活性の低下と攻撃性や衝動性の高まりや社会性の低下との関連が指摘されている。ヒトにおいて、攻撃性や衝動性、自殺企図を特徴とする低セロトニン症候群を提唱する研究者もいる。セロトニンの活性が低下すると、気分が滅入り精神的に不安定にもなる。さらにセロトニンには脊髄の運動細胞に信号を絶えず送っており、背筋を伸ばし、姿勢を保つ作用もある。

　ノンレム睡眠期に筋緊張が消失する割合が高いことが、セロトニン系の活性の相対的低下を示す可能性はすでに述べた（p.22）が、登校困難児でこの値が高い場合のあることを筆者らは経験している（図23）。

　重要なことは、セロトニン系の働きはリズミカルな筋肉運動（歩行、咀嚼、呼吸）と朝の光とで高まることだ。夜ふかしでは朝日を浴び損ね、慢性の時差ぼけに陥ると昼間に運動を十分

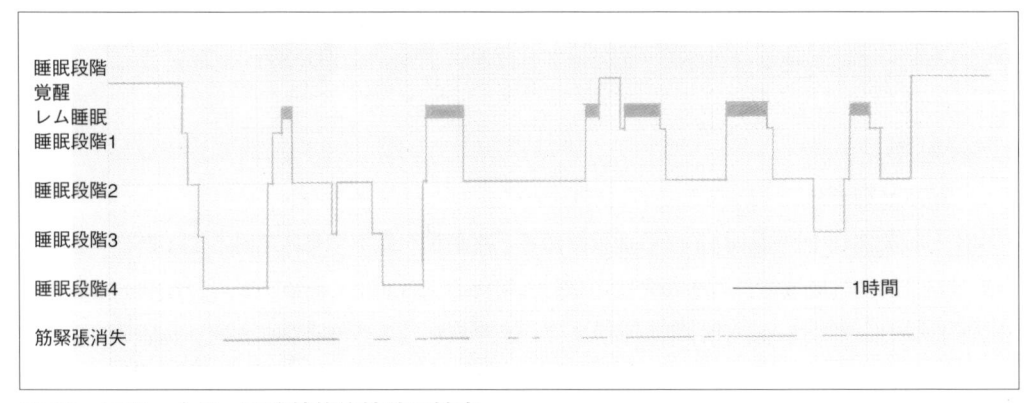

図23　13歳、女児　不登校状態持続で精査
最終診断　起立性調節障害
ノンレム睡眠期に筋緊張が消失　60%

には行えず、セロトニン系の活性が高まらない。昼間の活動が少なければ、肥満の危険が高まり、疲れず、夜になっても眠れない。質のよい眠りには質のよい活動が必要である。眠りの質や量の低下は感情面にも知的面にも悪影響を与える。筋肉運動を行うことは身体ばかりでなく、心にも脳にも重要だ。

筆者はアクチグラフを用いた活動量計測を行い、活動量に影響する生活習慣について検討した。1歳6ヵ月の2例の結果を図24に示すが、上段の都内在住の夜ふかし朝寝坊児では活動量が少なく、下段の千葉県在住の早起き早寝の児では活動量が多かった。そこで1～3歳の204名で検討したところ（表20）、男児で年長で早起きなことが日中の活動量を有意に高める要因とわかった。男児で年長なことが日中の活動量を高めることは経験論的にも納得できる結果であり、得られた結果は意味があると考えている。

5）まとめ

夜ふかしは慢性の時差ぼけをもたらし、運動量の低下と肥満を招く。その結果セロトニン系の活性が高まらず、イライラ感、攻撃性の増加など感情制御の問題が生じる。運動量が減ると、

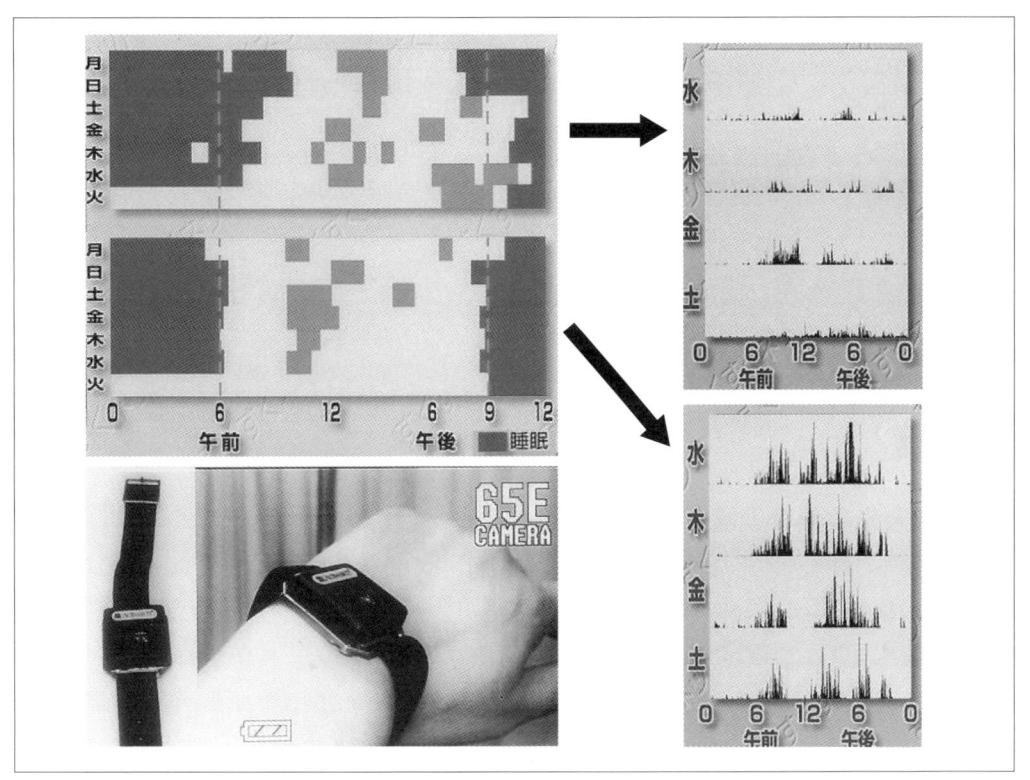

図24 夜型児（上）と朝型児（下）の活動量

表20　活動量と生活習慣
1-3歳の204名の生活習慣と活動量との相関係数

(n=204)	性別 (male;1, female;2)	月齢	前夜の 就床時刻	前夜の 睡眠時間	起床時刻	昼寝の時間	就床時刻の 変動幅	起床時刻の 変動幅
活動量	−0.21**	0.14*	−0.07	0.11	−0.17*	−0.07	−0.01	−0.09

*；p＜0.05，**；p＜0.01，nc；not calculated

年長児で，男児で，起床時刻が早いと，活動量が多くなる。

Kohyama J : Early rising children are more active than late risers. Neuropsychiatric Dis Treat. 2007 ; 3 : 959-963.

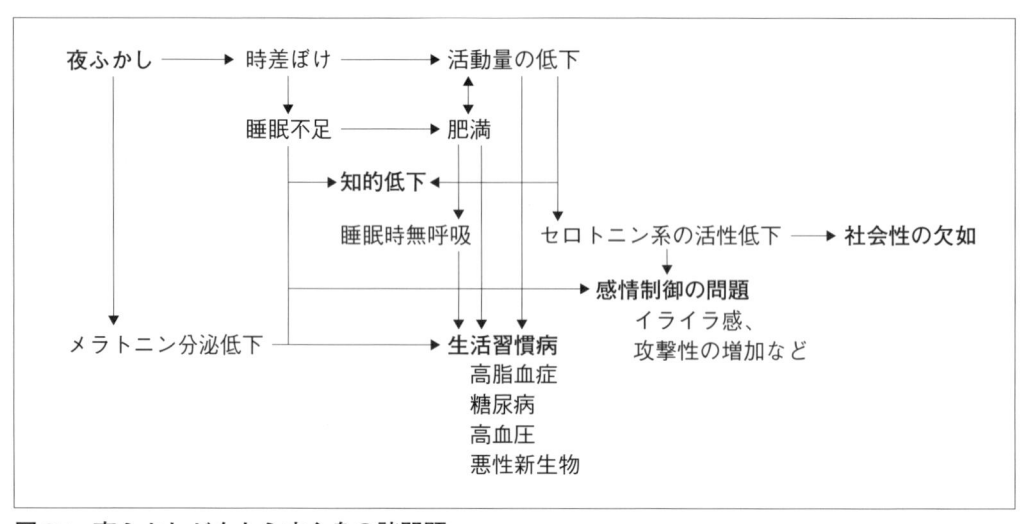

図25　夜ふかしがもたらす心身の諸問題

睡眠不足ともあいまって知的な機能も低下する。さらに夜ふかしは、運動不足、睡眠不足、メラトニン分泌低下、肥満ともあいまって、さまざまな生活習慣病を生む（図25）。

4．対策

1）睡眠衛生の基本の確認

　対策の基本は睡眠衛生の基本の確認である。睡眠衛生の基本は朝の受光、日中の活動の保障、睡眠環境の整備となる。
　早起きをすることで朝の受光機会が増し、セロトニンの活性化とともに生体時計の同調が容易となり、内的脱同調に陥る危険は軽減する。その結果昼間の活動性の高まり、運動量の増加が脳由来神経栄養因子、セロトニン活性増加を介して学習機能を向上させ、感情制御に好影響を及ぼす。昼間の運動は就床時刻を早め、日中の受光量増加を介して夜間メラトニン分泌量を

増加させる。夜間睡眠に対してのみならず、抗酸化作用による全身への好影響も期待できる。結果的に睡眠時間の確保が得られ、睡眠不足に伴う種々の不都合からも回避される。これらが朝型が機能的に活動できる背景のメカニズムであろう。

　新生児マウスを恒常的に明るい環境で飼育すると、生体時計を構成する神経細胞間での同調が困難となるという。現在日本の子どもたちの活動は室内が多くなってきている。人工光は自然光よりも照度が低い。必然的に今の子どもたちの活動環境では生体時計の同調が難しくなる。小さい頃の生活パターンは思春期の生活パターンに影響する。明暗のメリハリをつけ、昼には昼らしい、夜には夜らしい生活環境で、子どもたちが睡眠覚醒リズムの同調に混乱を来さないようにすることが、思春期以降のリズム障害を予防する意味からも重要だ。なお今後は光の波長（色）への配慮も重要となろう（460nm（白色）-470nm（青色）が覚醒効果が高い）。

　情報化社会では、すべてがヒトのセロトニン活性を低下させやすい。ヒトはセロトニンやメラトニンの活性の高め方を学ばなければならない。筆者は**表6**を啓発活動に利用している。悪循環「夜ふかし→睡眠不足・朝寝坊→昼間の活動量低下→眠れない・セロトニン活性低下」を断つために大切なことは、朝の光と昼間の活動である。早起きをして朝の光を浴び、日中タップリと活動をするという生活リズムこそが、ヒトがその潜在能力を最大限に発揮するための必要条件といえる。無論個人差がある。万人にあてはまる処方せんはもはや存在しない。また二十一世紀には多様性がますます進行する。しかしそれでもヒトは周期24時間の地球で生きる動物で、夜は暗所で眠り、朝の光を浴び、そして昼間行動することがその個体の潜在能力を最大限に発揮するには大切だということを強調しておく。

　もっとも筆者も何が何でも「早起きから」と杓子定規に唱えるつもりもない。早起きばかりを強調しすぎると、夜ふかし早起きに陥る場合も出てこよう。夜ふかし早起きでは睡眠不足が深刻になることは当然だ。特に思春期の患者さんでは、必要に応じて超短時間作用型の睡眠導入剤を使用することに筆者も躊躇はない（Ⅵ章⑪）。なお外来で繁用される睡眠導入剤について**表21**にまとめた。

　「なかなか寝ない子」は睡眠不足となり、その結果昼間の行動面への悪影響（不活発、怒りっぽさ・注意力の減退など）が生じ得る。これはまた二次的に児の夜間睡眠を困難にし、その結果養育者の睡眠不足、養育者間の衝突、養育者から児への否定的感情なども生み、さらに夜ふかし朝寝坊をもたらすという悪循環に陥る危険が高い。無論寝入るための条件整備が困難な住宅事情なども「なかなか寝ない子」をもたらすが、夜ふかしを是認する社会通念や過剰なメディア接触（テレビ、ビデオ、パソコン、携帯電話など）の容認も、不適切な睡眠衛生の結果「なかなか寝ない子」をもたらす。

2）メディア

　実際に視聴しているかどうかに関わらず、テレビがついている時間の長い家庭ほど子どもた

表21 主な睡眠導入剤（睡眠導入作用のある主な薬剤）

製品目	主な商品名	半減期（時間）	筋弛緩・抗不安作用	成人での使用量(mg)	系統	代謝産物活性
ゾルピデム	マイスリー	2時間	弱い	5-10	非BZ系	あり
トリアゾラム	ハルシオン	2-4時間	あり	0.125-0.5	BZ系	あり
ゾピクロン	アモバン	4時間	弱い	7.5-10	非BZ系	あり
クロチアゼパム	リーゼ	6時間	弱い	15-30	BZ系	あり
エチゾラム	デパス	6時間	あり	1-3	BZ系	あり
ブロチゾラム	レンドルミン	7時間	あり	0.25-0.5	BZ系	あり
リルマザホン	リスミー	10時間	弱い	1-2	BZ系	あり
ロルメタゼパム	エバミール・ロラメット	10時間	あり	1-2	BZ系	なし
ロラゼパム	ワイパックス	12時間	あり	1-3	BZ系	なし
エスタゾラム	ユーロジン	24時間	あり	1-4	BZ系	あり
フルニトラゼパム	サイレース・ロヒプノール	24時間	あり	0.5-2	BZ系	あり
ニトラゼパム	ベンザリン・ネルボン	28時間	あり	5-10	BZ系	あり
クアゼパム	ドラール	36時間	弱い	15-30	BZ系	あり

BZ：ベンゾジアゼピン、
代謝産物活性がない場合には、腎機能・肝機能低下時にも比較的使用しやすい。

ちの就床時刻は遅い。幼児の遅寝に影響する因子の調査によると、上位3項目は「子どもと一緒に夜9時以降のTV娯楽番組を見る」「子どもが夜コンピューターゲームをする」「遅く帰った家族が寝ている子どもを起こす」という。関西福祉大学の服部伸一准教授らは「テレビ視聴時間の短い幼児は、就寝時刻が早く、就寝・起床のリズムが規則正しくなり、食習慣や排便習慣も良好」だが「テレビ視聴時間の長い幼児は、就寝時刻が遅くなり、睡眠時間が短くなるとともに、就寝・起床のリズムが不規則となり、また、朝食摂取が十分でなく、偏食傾向がみられ、間食摂取時刻が不規則であった」と述べ、「夕食中および夕食後から就寝までのテレビ・ビデオの視聴時間を調整することにより、幼児の就床時刻を早められる可能性」を述べている。ベルギーの中学生が週に20時間前後もメディアと接触し、その結果就床時刻が遅れ、疲労感が増えているという警鐘が鳴らされた。ちなみに日本の小学生の過半数は週平均42時間（年間で2200時間）以上メディアに接触している（日本の小学校の年間授業時間は1100時間）。桃山学院大学の高橋ひとみ教授が大阪府下の小学校で行った調査（図26）によると、平日夜9時前に寝る子どもたちのテレビ視聴、携帯ゲーム、テレビゲームを合わせたメディアとの接触時間の平均は2時間弱であったが、平日深夜0時以降も起きている子どもたちでは、メディアとの接触時間は7時間近くにもなっていた。平日に7時間メディアと接触するということは、年間で2500時間に達する。ニュージーランドから26年にわたる追跡調査の結果として、小児

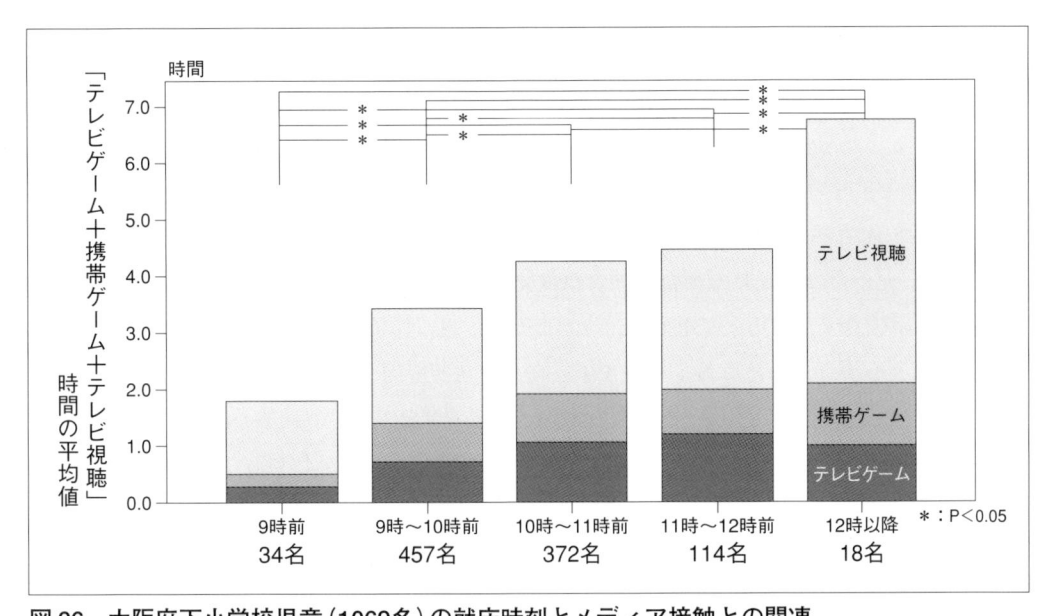

図26 大阪府下小学校児童（1069名）の就床時刻とメディア接触との関連
　　　　　　　　　　　　　　　　　　　　大阪桃山学院大学　高橋ひとみ教授

期から思春期にかけてのメディアとの接触時間の長さが、成人後の肥満、健康不良、喫煙、高コレステロール血症と関連していることが明らかにされた。筆者はさらに過剰なメディア接触が奪うものとして、眠りと運動に加え、生身の人間との直接接触を危惧している。生身の人間との直接のface to faceでの接触の機会減少は、対人関係のスキルの稚拙化を生み、これがいじめや自殺の背景因子となることを懸念する。セロトニン活性低下も対人関係のスキルの稚拙化の増悪因子であろう。

3）食習慣

　寝ないと太り、睡眠時間7～8時間以下では寝るとやせることはすでに述べた。その背景要因としては、レプチン、グレリン、オレキシンの関与が考えられている。睡眠時間が少ないとレプチンという食欲を落とす物質が減り、グレリンという食欲を高める物質が増す。レプチンの低下とグレリンの上昇は、覚醒を促し、食欲を増すオレキシンを分泌させる神経細胞を興奮させる。レプチンが減り、グレリンが増えるとオレキシンが増え、ヒトは起きては食べることになる。無論ここで食べるとオレキシンが減り、覚醒圧力が減るのでここで眠れば良いのだが、眠らないで活動することを選択すると、睡眠時間が減り、寝ないで食べると言う悪循環に落ち込むことになる。食べてオレキシンが減ることでの覚醒圧力減少のみならず、グレリンにもノンレム睡眠をもたらす作用がある。オレキシン減少とグレリン上昇という二つの眠りへのルートを手にしながらこれを無視すると、寝ないで食べて太ることになるのだろう。

慶応義塾大学保健管理センターの徳村光昭医師らは小児の肥満について「朝食欠食」という観点から検討している。1989年に富山県下で出生した10450人が、3歳、小学1年、小学4年、中学1年になったときにアンケートを行った。「朝食欠食」は3歳時の25.3％、小学1年時の8.1％、小学4年時の7.0％、中学1年時の12.7％に認め、「朝食欠食」児は3歳時、小学1年時には身長・体重とも朝食摂取児よりも小さかった。しかし、小学4年時、中学1年時には「朝食欠食」児の中の肥満児の割合が朝食摂取児の中での割合よりも高くなっていた。つまり肥満防止には朝食欠食の防止が重要と言うわけだが、統計学的手法を使って「朝食欠食」と関連の強い因子を検討したところ、小学1年以降、生活習慣因子では「起床時刻が遅い」、ついで「就寝時刻が遅い」という因子が、食習慣因子では「ひとりで朝食を食べる」ついで「夜食」という因子がそれぞれ「朝食欠食」と最も強い関連性のあることがわかった。夜ふかし朝寝坊で、夜食をとり、朝食べるにしても孤食では、朝食欠食になりがちで、肥満の危険が高まると言うわけである。

　夜食と肥満との関連については、夜間は副交感神経が主体で、消化吸収効率が高まるので夜食は肥満をもたらす、あるいは夜間は昼間よりも消費カロリーが少なく摂取エネルギーが蓄積されやすいなどの説明がよくなされる。夜間睡眠中は脳での糖消費が減少し、血糖は上昇、これに伴ってインスリン分泌も高まる。夜食をとらなくともインスリン必要量は夜間睡眠中には高まっているが、夜食をとるとさらにインスリン必要量が増すが、高インスリンは脂肪分解を抑制し肥満をもたらす可能性がある。最近は脂肪蓄積のシグナルを出す時計遺伝子の産物蛋白質であるBMAL1の発現が夜間に高まることがわかり、このことが夜食が肥満をもたらす背景にあるとの指摘もある。一方、食事を取ることでオレキシンが減少し、覚醒圧力が減り、眠ることで睡眠不足がもたらす肥満を回避するという逆の一面もある。

　成人ではNight eating syndrome（夜食症候群）も知られている。これは朝の食欲不振、夕方以降の過食、入眠困難、夜間目覚めての食事摂取を主症状とし、肥満者、女性に多い。最近の睡眠ポリグラフィも併用した検討では、睡眠段階2,3が少なく、睡眠時間が少なく、睡眠効率が悪く、必ずしも中途覚醒は多くはなかったが、中途覚醒に際しては食事を取り、自覚的な入眠困難を認めている。一般人口の1.5％が該当するとも言われ、内的脱同調を原因と考える研究者もいるが、病態生理は不明な点が多い。

　本来夜行性のネズミに、実験室で餌を夜間には与えず、昼間にのみ与えるようにすると、夜行性のネズミであっても昼間に餌を探索する行動を行うようになる。このいわば腹時計の中枢は視床下部背内側核にあり、ある時刻に食事をしたという情報を約2日間記憶していることも最近明らかになっている。食事時間を規則的にすることが生体リズムを整える上でも重要であることを示唆する知見である。食と眠りとの関連についてはまだまだ解明されるべき点が多い。

4）望ましい就床時刻

　では望ましい就床時刻は何時であろうか？明暗環境は季節、緯度、年齢などで異なり、これに伴い生理的な就床時刻も変化する。したがって望ましい就床時刻の定義は難しいが、**表22**にあえて提示した。これらの数字は現状を無視しているとの批判は承知の上である。しかし残業が美徳とされる夜ふかし国家日本の現状容認では子どもたちの心身が蝕まれてしまうとの危機感からあえて示した。小児の行動性不眠症は結果として夜ふかし朝寝坊をもたらすが、このうちしつけ不足型の背景には残業が美徳となっている日本の社会通念と、この社会通念から脱却できない養育者の現実とがあり、解決が困難な場合も多い。医療者は個別対応を養育者とともに図るのみならず、根本解決に向け、社会全体での理念の確立（早起き早寝朝ごはん）への協力を惜しむべきではなかろう。

5）社会的背景と対応

　2003年の文藝春秋9月号人生天語は、長崎の4歳男児を12歳少年が殺害した事件を取り上げている。そして少年が乳幼児、小児を殺害する事件は30年ほど前にもある点を踏まえ、今回の事件が現代的である点は、被害者と加害者が出会った時間と場所としている。すなわち夜7時過ぎのショッピングビルのゲームコーナーで一人遊びする4歳児に少年が出会ったことである。そしてこの現代を夜の暗さ（大人の時間）と昼の明るさ（子供の時間）の対照性がまったく薄れてしまった時代と称し、この時間変化のメリハリの欠如が心と身体に与える影響を問題にしている。感覚的に生体時計の重要性を指摘した記述といえよう。そして本邦に氾濫するメディアは時間変化のメリハリの欠如を促進している大きな要因であろう。時間変化のメリハリの欠如は「残業」からも見て取れる。

　アメリカの経済誌（ハーバードビジネスレヴュー）の2006年の10月号（日本語版12月号）は、「睡眠不足は企業リスクである」を特集した。記事には「睡眠時間を削るとパフォーマンスは低下する。モーレツ主義を謳う企業風土のなかで、マネジャーの多くは、睡眠時間を犠牲

表22　春・秋の東京における望ましい就床時刻

3歳以前	20時以前
就学前	20時30分以前
小学校低学年	21時以前
小学校高学年	21時30分以前
中学生	22時以前
高校生	23時以前

にして仕事に打ち込んでいる。短い睡眠時間はバイタリティやパフォーマンスの高さと混同され、一日八杯のコーヒーを飲みながら、毎晩五、六時間しか寝ず、週に100時間働くなんてことを何とか続けている。しかし、ハーバード・メディカルスクールの睡眠の権威は睡眠不足の危険性を警告する。睡眠不足が人間の認知能力に及ぼす悪影響を認識し、社員も経営陣も等しく従う睡眠指針を会社として規定すべきだ、と主張する。」とあった。残業を美徳とする風潮、社会通念の問題点を見事についている。

勤務中の緊張度が高く、連続勤務時間の長い職種として長距離トラックの運転手がある。米国では2003年に運輸局がトラック運転手に対し最長11時間の運転を10時間の非番後に限って認めるよう指示した。また当番時間が14時間を越えた後には運転することは禁じられた。これ以前の15時間の当番と8時間の非番という義務付けが、2003年以降は14時間の当番と10時間の非番が義務付けられるように改正されたわけだ。また連続7日間にわたって60時間以上当番にあった後や連続8日間にわたって70時間以上当番にあった後にも運転をすることが禁じられている。そしてこの連続7日あるいは8日勤務という区切りと区切りとの間には34時間以上連続した非番が必要とも規定されている。翻って日本ではどうかというと、運転手の連続稼動が56時間にも及んだ結果の事故や、拘束時間が1日あたり18時間近い運転手の居眠りによる多重衝突事故も知られている。2007年2月18日の早朝にも、スキーバスが居眠り運転で死傷者を出す事故があった。2月22日の産経新聞によるとこの運転手は事故当日までの少なくとも10日以上連続で深夜の長距離運転を強いられた可能性が高いという。この事故の背景にあるのは「眠気は気合と根性で乗り切れ」という危険な社会通念の蔓延ではないだろうか。

2003年9月2日に厚生労働相は午後8時までに制限している子役の芸能活動について「若干の幅をもって考えるくらいはあってもいい」と述べ、時間延長を認める考えを示した。2003年9月19日号の週刊朝日ではこの発言に関し東宝演劇部国際室長は「夜八時を過ぎ、塾へ通ったりまして渋谷でウロウロしてる子供がいるのに、演劇の世界を目指して頑張っている子供が、時代にそぐわない法律に規制されて、舞台への参加機会が奪われているのはおかしい話だ」と述べ、さらに日本演劇興行協会事務局長は「午後10時までの延長を求めていたわれわれにとっては万々歳というわけではないが、ひとまずは前進と受け止めたい」と述べている。ヒトにそなわっている生体時計の機構が、数（十）年単位では変化しないことは当然だ。この事例は日本では子どもにまで残業を強いていることを示している。

臨床睡眠学者のChristian Guilleminault氏は2007年9月に来日した折、Japanese is the most sleep deprived people. と何度も述べたが、日本人がやむを得ず何者かに「眠りを奪われている」とは筆者は考えない。筆者には「日本人は世界で一番眠りを疎かにしている。」と映る。2007年2月8日付けの朝日新聞によると、日本は世界で唯一、週に50時間以上就業している労働者の比率が25％を超えている残業立国だ（図27）。「労働生産性」とは一定時間内に労働者が

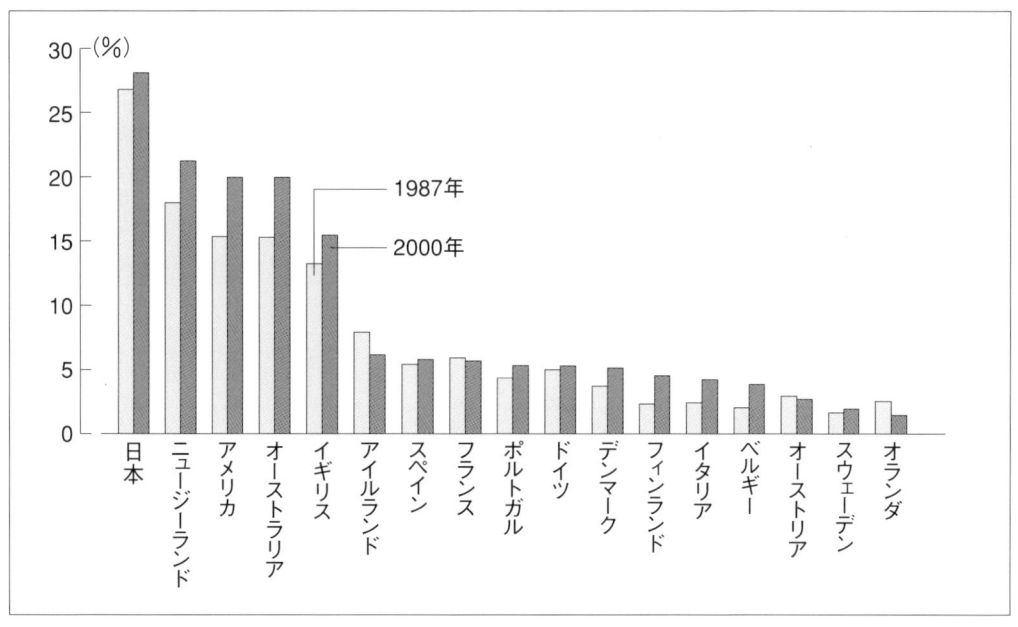

図27　週に50時間以上就業している労働者の比率の国際比較

2007年2月8日朝日新聞

どれくらいの GDP を生み出すかを示す指標だが、2004 年の値を米国を 100 として比較するとユーロ圏 87％、英 83％、経済協力開発機構（OECD）加盟国の平均は 75％だが、日本は 71％で、これは OECD 加盟 30 カ国中第 19 位、主要先進 7 カ国間では最下位となる。

　以上のことを総合するとひとつの仮説が成り立つ。日本では睡眠時間を犠牲にして残業をして生産性の悪い仕事をしている、という仮説だ。2007 年 11 月総務省が日本人の睡眠時間について発表したが、「寝不足で懸命に働く日本人」とまとめている。懸命に働いても寝不足ではまともな仕事を達成できる道理がない。実態は「寝不足で懸命に働いた気になっている日本人」であろう。米国は 1993 年から Wake up America というキャンペーンを展開、眠りの重要性の周知徹底を図り、仏政府も 2007 年 1 月から安眠促進キャンペーンを開始した。いまや国民を十分に眠らせなければ、国民の心身の質の向上は図れないことに欧米は気づいている。

6）早起きをするために

　対策の最後にいかに朝気持ちよく目覚めるかについて参考となる実験を紹介する。コルチコステロイドホルモンの分泌を刺激する ACTH という脳下垂体から分泌されるホルモンを夜間連続測定した実験である（図28）。ACTH もコルチコステロイドと同じように、健常な状態では朝に濃度が最も高くなる。15 人の被験者に対し、あらかじめ朝 6 時あるいは 9 時に起こす旨を伝えておく。伝えておいた通り、朝 6 時、9 時に起こすことに加え、9 時に起こす旨伝えて

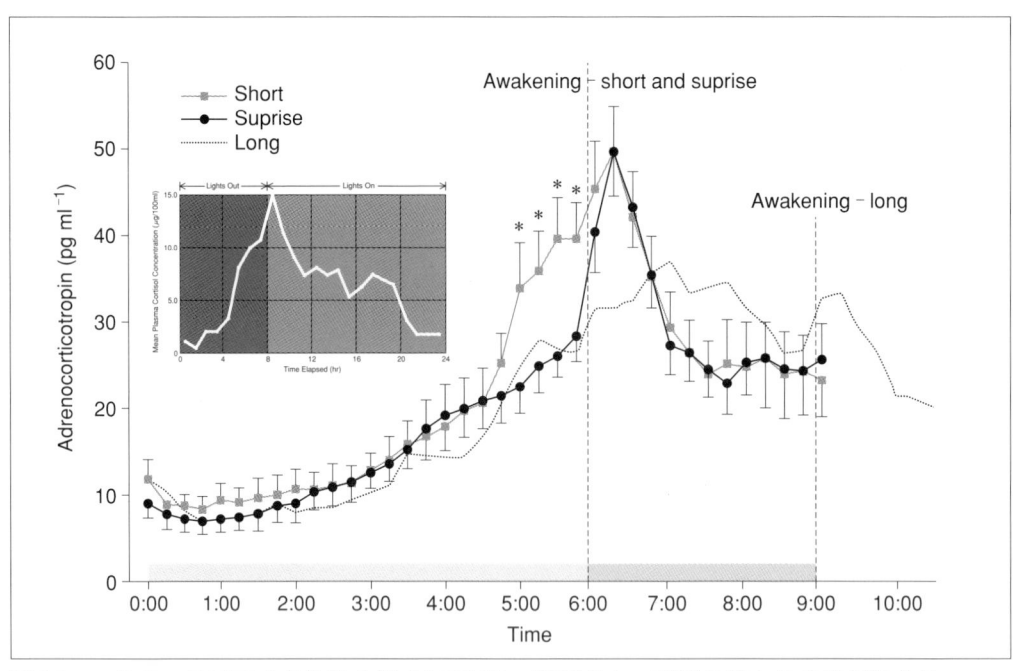

図28　コルチコステロイド分泌を促すACTHは、朝起きたい時間の前から分泌が始まる。
Born J, Hansen K, Marshall L, Mölle M, Fehm HL. Timing the end of nocturnal sleep.
Nature. 1999; 397: 29-30.　より引用

おいたにもかかわらず、6時に起こすことも行った。つまり、①9時に起こすと伝え、実際9時に起こす、②6時に起こすと伝え、実際6時に起こす、③9時に起こすと伝え、実際には6時に起こす、の3つの場合を作り、それぞれで夜間15分おきにACTHとコルチゾール濃度を測定した。その結果午前4時半までは3つの場合に差異は認めなかった。そして①9時に起こす旨伝えられていた場合には、9時に向って穏やかなACTHの上昇が見られた。ところが②6時に起こす旨伝えられていた場合には、4時半以降以降ACTHが上昇をはじめたのである。したがって当然だが、③9時に起こすと伝えておいて6時に起こした場合には、6時の段階では①と同じであったACTHの値が、起こされた段階で急激に上昇した。すなわち、あらかじめ指定された起きる時間に先行して内分泌環境が変化を始めていたのである。そして③の場合が決して気持ちのよい目覚めではないことは想像できよう。この実験からわかることは、朝気持ちよく起きるためには、明日の朝何時に起きるぞ、と気合をいれて寝ることがポイントかもしれない、ということである。ただし何歳頃からこのような仕組みがうまく働くのかはまだ不明である。

　先に都内の某保健センターで1～3歳児の親子を対象に、親子の生活リズムと、アクチグラフを用いた子どもの活動量計測を行った際の生活習慣について、早寝群と遅寝群との比較を紹介したが、この調査は最近5年にわたって継続して行われており、前年この調査に参加した保

護者70名に追跡のアンケート調査を行った。回収率は63％で、現在の子どもの生活リズムの状況、生活の中で意識していること、生活リズムと子育ての負担感などについて尋ねた。「現在の子どもの生活リズムをどう思うか。」という問いに対し、よくできている24％・まあよくできている62％で、両方あわせると80％以上の保護者は現在、子どもの生活リズムがよくできていると感じていた。「調査前と比べて生活リズムを意識するようになったか」という問いには、よくあてはまる23％・ややあてはまる67％で、両方であわせ約90％の保護者が現在も生活リズムについて意識していた。「意識していることは、何か」という問いには、「外遊びなど体を動かすこと」と答えた保護者が最も多く、ついで、起床・就寝時刻や食事時刻など生活リズムの定点を意識している保護者が多くなっており、大人の生活リズムを意識している保護者も約10％いた。「生活リズムが整うと子育てが楽になると思いますか。」という問いでは、すべての保護者が「そう思う」「ややそう思う」と答え、そう思わないと答えた保護者は皆無であった。「楽になった具体的ことは何か」という問いには、「自分の時間が持てるようになった」「気持ちにゆとりができた」と答えた保護者が多く、保護者の4人に1人は「体の疲れが減った」と答えていた。単純な介入ではなくアクチグラフを用いての参加型の調査であったためか参加者の意識も高く、1年後であってもその高い意識が失われていないことが印象的だった。今後子どもたちの生活習慣改善の具体策を模索する際の参考にしたい。

　2002年10月14日体育の日の午後1時から3時に、都内5会場で身体計測、血圧測定、小児科医との1対1の健康相談と同時に行った生活リズムチェックの結果を紹介する。「お子さまの生体リズムチェックリスト」（図29）は身体計測や血圧測定の順番待ちの間に配布、生活リズムチェック相談時にチェックリストの記載を確認した。チェックリストは20の設問（答えは3択）からなり、結果は合計点から4つに分類した。分類ごとに注意点を記した判定表（図30）をチェックリスト記入後、生活リズムチェック相談時に手渡した。判定表には生活リズムに関するひとくちメモ（図31）も掲載した。また本企画の効果を知る目的で、追跡調査へのご協力を申し出ていただいた方々に、リズムチェック実施1ヵ月後の11月14日に、本企画についての感想、その後の生活リズムへの影響などについて、往復はがきで尋ねた。

　チェックリストには合計で296人が記入した。参加年齢は3ヵ月から15歳、平均4.9歳であった。得点の最低は23、最高は48、平均は37.5、標準偏差は4.2であった。個別の回答をみると、肥満度については約9割の体型は普通、朝の起床時刻は5割が7〜8時、朝は約6割が自分で起き、朝食は約9割が食べ、約9割が午前中は元気一杯で、約4割が昼間には眠くならず、約2/3が毎日1時間以上運動し、約2/3でテレビゲームを毎日1時間以上し、半数強がときどきちょっとしたことでイライラし、7割以上は気分が落ち込むことはほとんどなく、9割以上が夕食はいつも家族と食べ、寝る前の夜食は7割強が食べておらず、約3/4で寝る時刻は大体決まっており、夜の就床時刻は5割が9〜10時で、寝つきは約2/3でよいと答えた。項目間の相関係数を計算したが、相関係数が0.4を超えたのは起床時刻と就寝時刻との間の相関

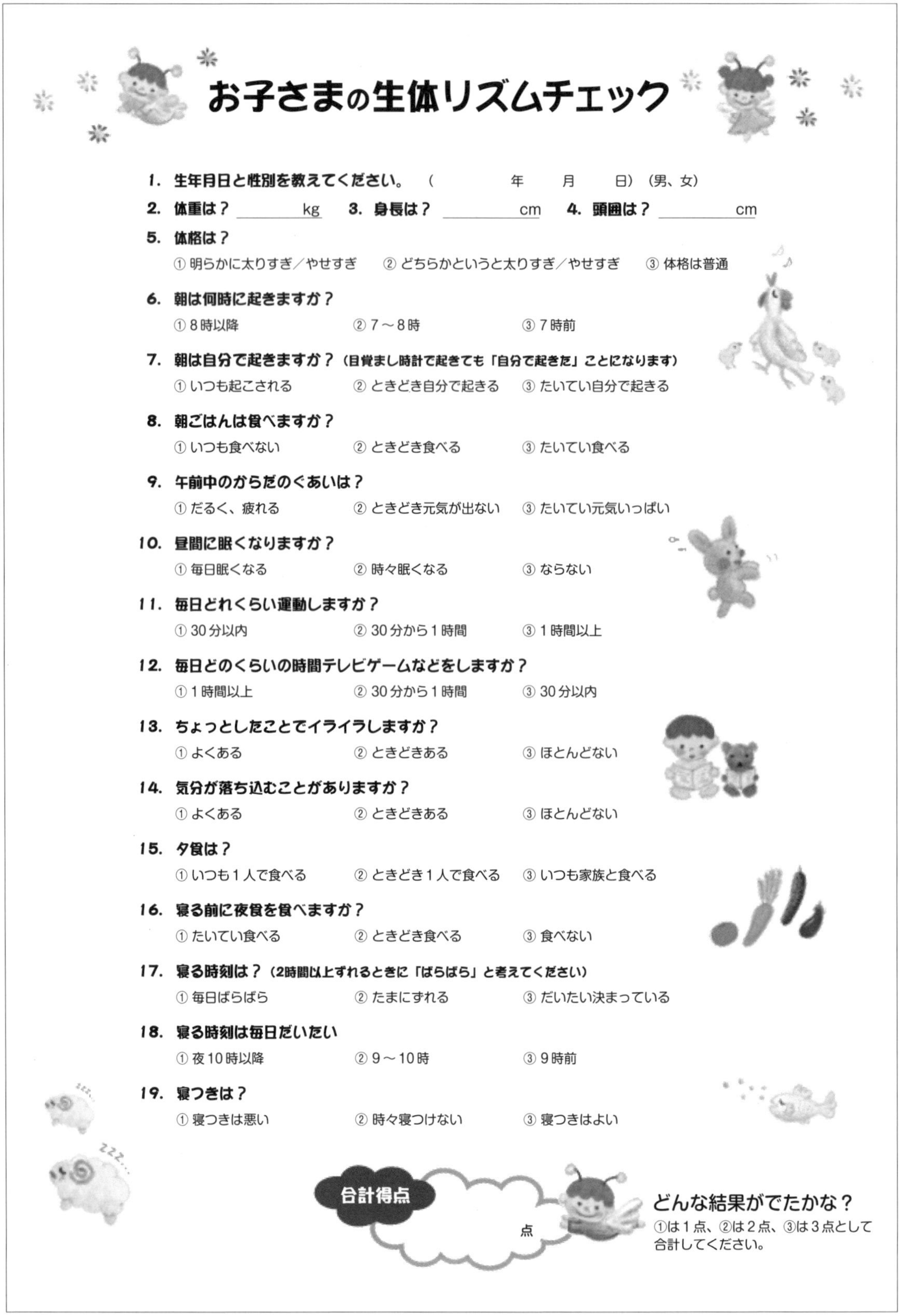

お子さまの生体リズムチェック

1. 生年月日と性別を教えてください。（　　　年　　　月　　　日）（男、女）
2. 体重は？　　　　kg　　3. 身長は？　　　　cm　　4. 頭囲は？　　　　cm
5. 体格は？
    ① 明らかに太りすぎ／やせすぎ　② どちらかというと太りすぎ／やせすぎ　③ 体格は普通
6. 朝は何時に起きますか？
    ① 8時以降　　　② 7〜8時　　　③ 7時前
7. 朝は自分で起きますか？（目覚まし時計で起きても「自分で起きた」ことになります）
    ① いつも起こされる　② ときどき自分で起きる　③ たいてい自分で起きる
8. 朝ごはんは食べますか？
    ① いつも食べない　② ときどき食べる　③ たいてい食べる
9. 午前中のからだのぐあいは？
    ① だるく、疲れる　② ときどき元気が出ない　③ たいてい元気いっぱい
10. 昼間に眠くなりますか？
    ① 毎日眠くなる　② 時々眠くなる　③ ならない
11. 毎日どれくらい運動しますか？
    ① 30分以内　② 30分から1時間　③ 1時間以上
12. 毎日どのくらいの時間テレビゲームなどをしますか？
    ① 1時間以上　② 30分から1時間　③ 30分以内
13. ちょっとしたことでイライラしますか？
    ① よくある　② ときどきある　③ ほとんどない
14. 気分が落ち込むことがありますか？
    ① よくある　② ときどきある　③ ほとんどない
15. 夕食は？
    ① いつも1人で食べる　② ときどき1人で食べる　③ いつも家族と食べる
16. 寝る前に夜食を食べますか？
    ① たいてい食べる　② ときどき食べる　③ 食べない
17. 寝る時刻は？（2時間以上ずれるときに「ばらばら」と考えてください）
    ① 毎日ばらばら　② たまにずれる　③ だいたい決まっている
18. 寝る時刻は毎日だいたい
    ① 夜10時以降　② 9〜10時　③ 9時前
19. 寝つきは？
    ① 寝つきは悪い　② 時々寝つけない　③ 寝つきはよい

合計得点　　　点

どんな結果がでたかな？
①は1点、②は2点、③は3点として合計してください。

図29　お子さまの生体リズムチェックリスト

判定

40点以上
生活リズムはとってもすてきです。早起きができて、朝の光を浴びて、朝ごはんをしっかり食べて、昼間は大活躍、そして夜はバタンキュー。周りの人たちにも生活リズムの大切さを宣伝してください。

30点〜39点
生活リズムはユウコウ合格点です。でも、生活リズムが乱れると体の具合が悪くなったり、気分が落ち込むことがあります。ときどきチェックしてください。夜ふかしになっていませんか？ テレビゲームをやりすぎていませんか？

20点〜29点
生活リズムはスレスレ合格点です。ときどき、体の調子や気分がすっきりしなくなりますね。生活リズムをすこし見直してみましょう。朝の光を浴びてますか？ 朝ごはんは食べてますか？ 昼間は元気に遊んでますか？

19点以下
生活リズムが心配です。ふだんから、体の調子や気分がよくないようですね。まずは原因をつきとめて、それからどうしたらよいかを考えましょう。ぜひ一度、小児科医にご相談ください。

監修　子どもの早起きをすすめる会
http://www.hayaoki.jp

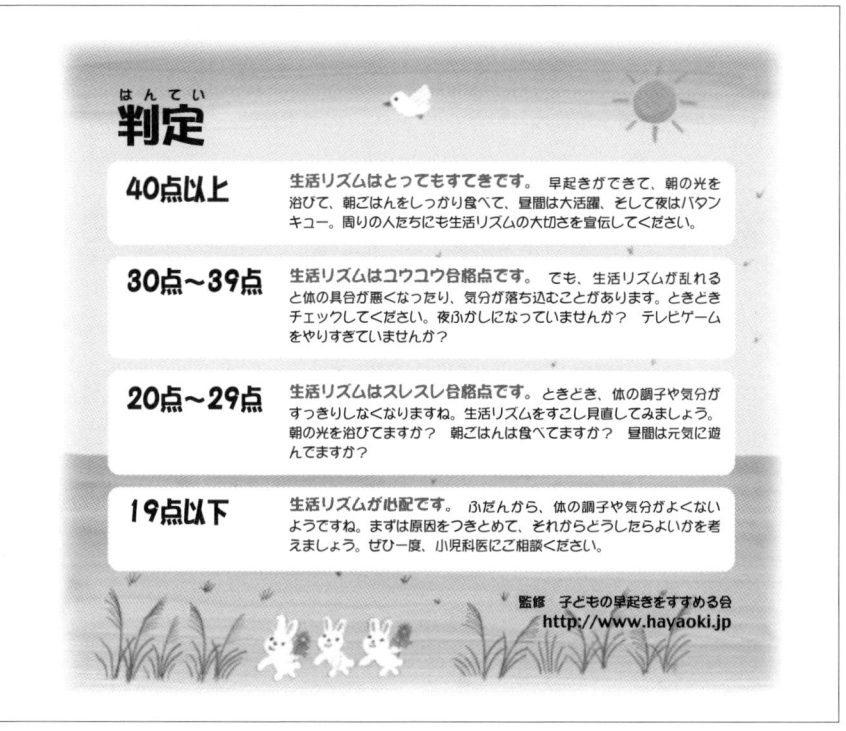

図30　チェックリストの合計点数に基づく判定表

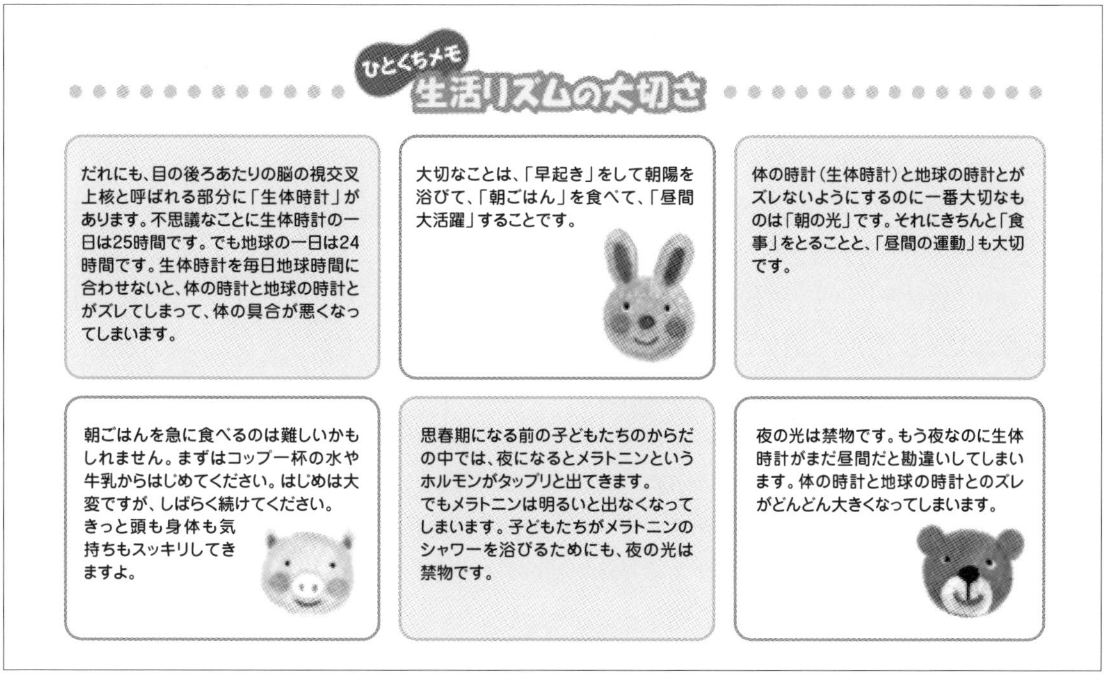

ひとくちメモ　生活リズムの大切さ

だれにも、目の後ろあたりの脳の視交叉上核と呼ばれる部分に「生体時計」があります。不思議なことに生体時計の一日は25時間です。でも地球の一日は24時間です。生体時計を毎日地球時間に合わせないと、体の時計と地球の時計とがズレてしまって、体の具合が悪くなってしまいます。

大切なことは、「早起き」をして朝陽を浴びて、「朝ごはん」を食べて、「昼間大活躍」することです。

体の時計（生体時計）と地球の時計とがズレないようにするのに一番大切なのは「朝の光」です。それにきちんと「食事」をとることと、「昼間の運動」も大切です。

朝ごはんを急に食べるのは難しいかもしれません。まずはコップ一杯の水や牛乳からはじめてください。はじめは大変ですが、しばらく続けてください。きっと頭も身体も気持ちもスッキリしてきますよ。

思春期になる前の子どもたちのからだの中では、夜になるとメラトニンというホルモンがタップリ出てきます。でもメラトニンは明るいと出なくなってしまいます。子どもたちがメラトニンのシャワーを浴びるためにも、夜の光は禁物です。

夜の光は禁物です。もう夜なのに生体時計がまだ昼間だと勘違いしてしまいます。体の時計と地球の時計とのズレがどんどん大きくなってしまいます。

図31　判定表に付記した生活リズムに関するひとくちメモ

（0.445（p＜0.001））のみであった。

　追跡調査では62通の返送を得た。回答では、9割以上で本企画参加以前から子どもたちの「生活リズム」に関心を寄せ、9割以上で子どもたちの「生活リズム」に注意を払っていた。本企画に参加して初めて得た知識の有無を尋ねたところ4割強が「ある」で、その内容は**表23**に列挙した。また約7割の方が本企画に参加して参考になった点があったとし、具体例は**表24**に示した。また約3/4の方で本企画に参加して、お子さまの「生活リズム」への関心が変化し、6割の方が本企画に参加して実際の生活の場で変化があったと答えた（**表25**）。

　今回紹介した「生体リズムチェック」は、休日の公園での自由参加による調査である。回答者も一定しておらず、対象年齢も広範である。本企画の意義は学術的な実態調査としての意義よりも啓発活動にある。そこで追跡調査結果に着目した。企画についてはおおむね肯定的な意見を得た。また追跡調査に応じていただいた方の半数以上で、本企画がその後の生活に何らかの変化を与えたと回答していた。広く健康運動を進めることの意義、重要性を改めて実感した。また医療者との積極的なコミュニケーションを養育者の多くが望んでいることも伺えた。疾病についてはもとより、生活リズムや睡眠衛生についても身近な医師が的確な知識を持ち、対応することが求められていると言えよう。当該チェックリストは「子どもの早起きをすすめる会」のHP（http://www.hayaoki.jp）から自由にダウンロードできる。各地で睡眠衛生啓発の観点から活用して欲しい。

5．社会の認識のズレ

　最近の子どもたちは眠らなくなった、子どもの睡眠障害が増えているのではないか、という声を聞く。しかし実際「夜に眠らない」が主訴であっても、その原因が昼間の過眠や活動量不足、夜間の受光であることは多い。実は筆者自身もまた米国Brow大学のOwens教授も子どもの睡眠障害が増えたという印象は持っていない。世の中の夜ふかしの進行とともに、子どもには早く寝てほしいという観点からの認知度の高まりはたしかに感じている。だが生体時計の周期は大人も子どもも同じく24時間よりは長い。生体時計の周期からすると、大人も子どもも、朝寝坊や夜ふかしのほうが楽にできるような身体の仕組みになっている。子どもだからといって、夜になったから眠るものではない。かつて子どもたちは昼間は外で十二分に活動できた。夜は疲れ果てて眠るしかなかった。しかし今では昼間に身体を動かそうにも動かせる場所がない。一方大人はテレビ、ビデオ、ゲームの売り込みに懸命で、その結果子どもたちはこれらに熱中させられてしまい、ますます身体を動かさなくなっている。さらに最近ではいわゆる子ども向けの番組が午後9時から始まることも珍しくない。ヒトは昼に活動するような身体の仕組みになっている動物であるにもかかわらず、日本では社会の24時間化を何の疑問もなく受け入れ、無防備な子どもたちは24時間社会に晒されている。日本では、子どもたちが眠る

表23　この企画に参加してはじめて知ったこと

・生活リズムの重要性（5）。
・血圧（4）。
・早寝早起きの重要性の根拠（3）。
・ホルモン（成長ホルモン、メラトニン）について（3）。
・夜暗くする意味（2）。
・睡眠の大切さ（2）。
・親の心がけが重要ということ（1）。
・夜型の子どもが増えている（1）。
・イライラが睡眠不足に関わっていること（1）。
・睡眠が成長に影響すること（1）。

（　）内は記載の件数

表24　この企画に参加して参考になった点

・今まで行ってきたことが良かったと確認できた（7）。
・早寝早起きの大切さ（6）。
・生活リズムと健康について（5）。
・夜は暗く、朝は明るくが大切なこと（4）。
・肥満度（4）。
・朝食の重要性（2）。
・睡眠の大切さ（2）。
・昼寝のさせ方（2）。
・食生活（2）。
・無意識に大人中心の生活にしていたこと（1）。
・あらためて子ども中心の重要性を認識（1）。
・テレビを見る時間が長い（1）。
・早寝早起きはまず早起きからということ（1）。
・夜型になりつつあること（1）。

（　）内は記載の件数

表25　この企画に参加して実際に変わった点

・早寝早起きになった（13）。
・食習慣（10）。
・日中の過ごし方（4）。
・生活リズム（2）。
・朝すぐにシャッターを開ける（1）。
・親の言うことが正しいとわかり、自分で心がけるようになった（1）。
・昼寝のとり方（1）。

（　）内は記載の件数

表26　寝不足の原因（2006年　全国養護教員会？）

- 小学生（720人）
  ①眠れない（43.8％）、②テレビ・ビデオ（39.3％）、③勉強（26.3％）
- 中学生（910人）
  ①テレビ・ビデオ（44.5％）、②勉強（32.2％）、③眠れない（31.1％）
- 高校生（634人）
  ①電話・メール（42.4％）、②テレビ・ビデオ（38.8％）、③眠れない（27.1％）

に不適切な環境を大人たちが作り上げた。24時間社会は人類史上未曾有の環境であり、今眠りを奪われた子どもたちの将来にどのような影響がでるのか、実はまだ誰にもわかってはいない。世界で一番眠っていない日本の子どもたちは「発育期に眠りが疎かにされるとどうなるのか」という大規模な実験にかり出されているとも言える。

　2006年秋の調査によると、睡眠不足を自覚する小学生は47.3％、中学生が60.8％、高校生が68.3％だ。そして寝不足の原因は表26に示すとおりである。ここで気になるのは「眠れない」だ。先にも述べたがこの語句をそのまま捉え、最近しばしば聞くのが「睡眠障害の増加」という指摘だ。しかし昼間は身体を動かさず、夜はいつまでも明るいディスプレイの前で過ごしていては、身体は疲れず、メラトニン分泌は抑制され、生体時計の位相は遅れ、夜になったからといって眠れないのは当然だ。ヒトという動物の生理を考えれば至極当然の生理的反応の結果の「眠れない」といえよう。不適切な睡眠衛生に基づく「眠れない」状態といえよう。「睡眠障害」という文言の安易な使用を筆者は慎みたい。しかし現実にはこのようないわば生理的な当然生じるべくして起こっている不眠に対してもしばしば薬物投与が求められ、かつ使用されているのではないだろうか。消化不良で下痢をしているにもかかわらず飽食を止めず、そして下痢止めを求めているようなものだろう。眠りに関する基礎的知識の欠如が、不適切な対応をもたらしているのではなかろうか。基礎的な知識の周知がきわめて重要である。

6．夜ふかし関連病態：起立性調節障害、慢性疲労症候群、burnout、抑うつ傾向

　大阪医科大学 田中英高 准教授は起立性調節障害の基本病像を「起立時循環不全が主症状の自律神経機能不全」とした上で、併存する症状により、過敏性腸症候群、リズム障害、不安障害とその近縁疾患とに大別している。しかしリズム障害を伴う起立性調節障害と内的脱同調とには共通する部分が多い。

　慢性疲労症候群は、社会生活や労働ができず、自宅にて休息が必要なほどの強い全身倦怠感に月に数日はさいなまれる疾患で、ウイルス感染や免疫異常、心身症などが関係すると考えられているが、現在のところ明確な原因はわかっていない。筆者は本症と慢性の時差ぼけ（内的

脱同調）との共通点を鑑み、慢性疲労症候群をリズム障害の観点から検証してゆくことの必要性を指摘したが、小児慢性疲労症候群研究班もその発症にサーカディアンリズムの持続的な脱同調の存在がポイントとなるとしている。

　慢性疲労症候群と異同が問題となる概念に burnout がある。その臨床的特徴は過度の持続する疲労、感情面の問題、認知機能障害で、慢性疲労症候群のほかうつ病あるいは vital exhaustion との異同も議論されている。スウェーデンのグループは burnout の発症機転に眠りの問題（睡眠効率の低下、睡眠中の中途覚醒の増加、休日にも眠気が取れないなど）が一義的に大きく関わっている可能性を指摘している。筆者は両者とも「慢性の時差ぼけ（内的脱同調）」が基本病態となっている類似の疾患単位ではないかと想像している。

　2004年7月6日付の日本経済新聞に「小学校4～6年生　1割が抑うつ傾向」という見出しが載った。3300人に対するアンケート（筑波大学新井邦二郎教授）で、「いつもそうだ」という回答で多かった項目が、よく眠れない（16.8％）、やろうと思ったことがうまくできない（15.5％）、すごく退屈な気がする（11.8％）であったという結果を踏まえての記事だ。ここに示された症状もこれまで述べてきた慢性の時差ぼけの症状と重なる。

　筆者はここに紹介した種々の病態の背景に「夜ふかし」が存在する一群が存在すると考え、かつて図32を想定した。生活習慣病、キレる子のほか、起立性調節障害、慢性疲労症候群、抑うつ気分も専門家のみの問題ではない。身近な家庭環境、保育環境、生活習慣、しつけの見直しで対応できる部分も一部には必ずあるのだ、との思いからであった。また最近はメディアの影響も斟酌して図33を提起している。

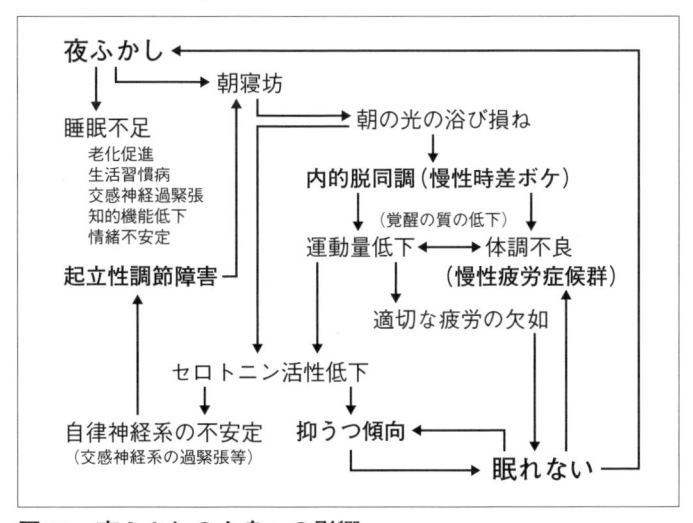

図32　夜ふかしの心身への影響

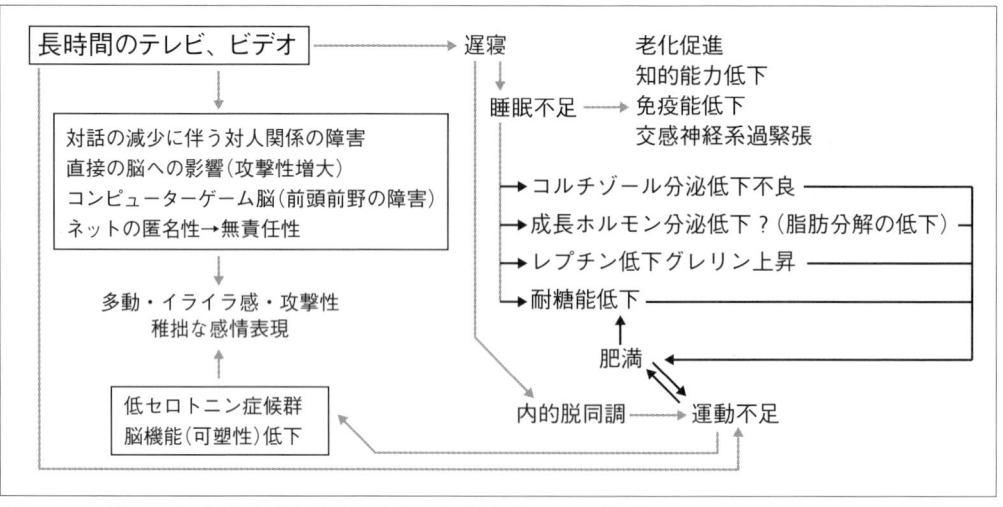

図33 メディアも含めた夜ふかしがもたらす心身のへの影響

7. 失同調

　しかし図25、32、33で述べた病態は「夜ふかし」を改善すれば治癒するほど単純ではない。この病態では「夜ふかし」の改善そのものが極めて困難な状態に陥っている。「脱同調」はさまざまな概日リズムを呈する生理現象の相互関係が破綻した状態を示すわけで、どちらかといえば基礎医学的な基盤を有する文言である。そこで筆者はあくまで臨床的側面を重視し、多くは「夜ふかし」がその発端となり、容易に悪循環に陥り、低セロトニン状態からの離脱が困難な病態を新たな臨床的概念として提唱する必要性を感じるにいたった。その本質は概日リズムを呈するさまざまな生理現象のリズムの破綻（周期、相互性、振幅など）で、症状は睡眠覚醒リズム、ホルモン分泌、消化器機能などの自律神経機能の異常にとどまらず、攻撃性の高まり、注意・集中力・意欲の低下、落着きのなさ、協調不全、疲労、倦怠、不安、抑うつなど高次脳機能、身体機能の異常、さらには精神症状をも、多くはおそらくは二次的に、一部は一義的にももたらすと想定した。さらに特に発育過程でこの病態が長期化することで、初期には機能的であった脳の障害も一部は固定化し、長期化し、悪循環からの離脱がますます困難となり、通俗的には「ひきこもり」あるいは「ニート」と称される状態とも関連する病態をもたらす可能性も想定している。そこで名称としては、その本質が自律神経系のみならず多岐にわたるさまざまな系に空間的のみならず時間的にも生ずるリズム障害であるとの仮説のもとに、asynchronization-失同調と称することとした（表27）。

　最近夜間の光が生体時計の機能を停止させると言う観察がなされた。まさに仮説として提唱したasynchronization（失同調）が夜間の光によって引き起こされる機構の本質に迫る実験成

表27　失同調とは？

本質：概日リズムを呈するさまざまな生理現象のリズムの破綻（周期、相互性、振幅など）
原因：夜間受光と朝日の受光喪失（夜ふかし朝寝坊）
症状：自律神経機能（睡眠覚醒リズム、ホルモン分泌、消化器機能など）の異常、交感神経系の過緊張 　　　高次脳機能異常（知的低下、協調不全、社会性低下など）、 　　　神経症状（注意・集中力・意欲の低下、攻撃性の高まり、落着きのなさなど）、 　　　身体機能異常（疲労、倦怠、肩こり、頭痛など）、 　　　精神症状（不安、抑うつなど）等
予後：初期には機能的であった脳の障害も一部は固定化し、長期化し、悪循環からの離脱がますます困難となる場合がある。

果といえよう。概日リズム異常症の時差型の説明にも、「障害の程度には個人差も大きい」とある。同じ環境でもこれまで述べてきた諸症状を呈する方もあれば、呈さない方もある。訴えとなる症状に微妙な差異もある。これらは失同調が引き起こされる機構の感受性その他の個体差で説明が可能になると想定している。

8. 眠を制べし（ネムリヲイマシムベシ）

　BMIは睡眠時間が7～8時間の場合に最小となるが、死亡率に関しても同様のことが指摘されている。寝不足では短命だが、寝すぎでも短命なのだ。睡眠時無呼吸症候群の患者さんは生活習慣病関連の危険因子を多数併せ持つ。睡眠時無呼吸症候群の場合、眠りの質が悪く、睡眠時間が多くとも昼間に十分な覚醒を保つことができない。つまり睡眠時間を多く必要とする場合は、何らかの健康被害をもたらす可能性のある疾病を有しているのではないだろうかという議論がある。ただし、背景に潜む重篤な疾病について考慮しても「寝すぎると短命」とする報告もある。

　江戸時代後期、天保3年（1832）発行の家庭の医学書、病家須知には「夜は早寝、朝は日の出ぬ前に起がよし（ヨルハハヤクネ、アサハヒノデヌマエニオキルガヨシ）」とある。この書にはまた「眠を制べし（ネムリヲイマシムベシ）」ともある。おそらくは先人が自らの身体の声に耳を済ませた末にたどりついたこれらの智恵を尊重したい。そこでなぜ「寝すぎると短命」となるのかについて、敢えて仮説を述べてみたい。過眠はいかなる時刻にとるにせよ、朝の受光機会の減少招くのではないかとの仮説である。朝の光の健康への関与は、本書で述べてきた生体時計、セロトニン神経系への光の影響に関する知識にとどまらず、われわれの想像以上に大きいのではなかろうか。無論未知の機構に基づく過眠の健康への悪影響の可能性も否定するものではない。早起きのススメは、ある意味惰眠の戒めである。過眠の健康への悪影響という事実から、早起きは健康増進のきわめて大きなポイントであることを改めて筆者は感じている。

V章の要点

- 日本の子どもたちの「夜ふかし」は急速かつ着実に進行している。
- 日本の子どもたちの集中力・気力は欠如し、感情制御が困難となっている。
- 夜ふかしについて問題意識を持っていない養育者がいるが、これは家庭の問題というよりも、夜ふかしを問題視していない今の日本社会、および健康教育の不備の結果であろう。
- 遅寝では睡眠時間が減る。
- 睡眠時間の多寡よりも、早く起きること、早く寝ること、規則正しい時刻に寝ることが子どもたちの問題行動の減少に関与した。
- 睡眠覚醒リズムの乱れは、三角形模写という脳機能に悪影響を及ぼし、かつ問題行動にも関連する。
- 就床時刻が遅いほど朝のメラトニン濃度が低くなる傾向を認めた。
- 夜ふかしの問題点は慢性の時差ぼけ、明るい夜、睡眠不足、運動不足である。
- 男児、年長、早起きが、日中の活動量を有意に高めた。
- 夜ふかし対策の基本は睡眠衛生の基本の確認、すなわち朝の受光、日中の活動の保障、睡眠環境の整備となる。
- 過剰なメディア接触が奪うものとして、眠りと運動に加え、生身の人間との直接接触がある。
- 寝ないと太る。
- 腹時計の中枢は視床下部背内側核にあり、ある時刻に食事をしたという情報を約2日間記憶している。
- 日本では睡眠時間を犠牲にして残業をして生産性の悪い仕事をしている、という仮説を想定した。
- 朝気持ちよく起きるためには、明日の朝何時に起きるぞ、と気合いをいれて寝ることがポイント。
- 不適切な睡眠衛生に基づく「眠れない」状態を安易に「睡眠障害」と称することは危険だ。
- 「夜ふかし」がその発端となり、容易に悪循環に陥り、低セロトニン状態からの離脱が困難な病態を新たな臨床的概念、asynchronization-失同調を提唱した。
- 寝すぎが健康に及ぼす悪影響の背景因子として朝の受光欠如を想定した。

Ⅵ. 症例提示

①6ヵ月、男児（参考文献4に既出）

　この男児については保健所の健診で生活の様子を伺い、睡眠表（図a）を書いてきていただいた。健診での診察に際しては特に異常を認めていない。祖父母と同居の赤ちゃんだ。母親が買い物だ、日光浴だと外に連れ出そうとすると、養育の主体となっている祖母が、寒いから、暑いから、風が強いから云々との理由で殆ど屋外に出さずに、家の中で生活していたのだという。

　夜は暗く静かで、昼は明るく賑やか、という情報が、地球は24時間で動いているという重要な情報となって児に伝わる。この男児のような生活では、児には地球が周期24時間であるという情報が伝わらない。しかも生体時計と地球時間との同調に必要な朝の光の受光もできていない。この児の体内に存在する概日リズムを呈する種々の生理現象（睡眠覚醒、体温、自律神経、ホルモンなど）の相互関係は本来あるべき関係にはなっていないことを危惧した。

　生活リズム確立の重要性を伝え、夜は夜らしく、昼は昼らしい生活環境に赤ちゃんをおくことをお願いし、1ヵ月後には昼夜の区別ができていることが確認できた。

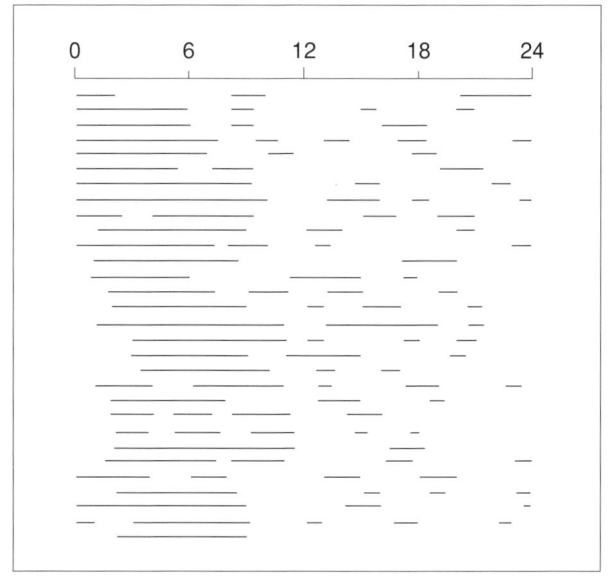

図a

②7ヵ月、女児、主訴：夜泣き

　7ヵ月の赤ちゃんが夜泣きをするので疲れてしまったと、お母さんが外来にいらした。本当に疲れ果てた様子であった。「うちの子は、連続して2時間以上寝ない」という。お父様も育児には大変協力的で、夜中も一緒に対応するそうだ。赤ちゃんの方は、ご両親が二人とも寝てしまっても、一人で遊んでいる、という。診察したところ赤ちゃんはすこぶる元気でご機嫌もよかった。体重身長も月齢相当であった。赤ちゃんに特に大きな医学的な問題はなさそうだ。

　そこで「昼間はお母さんはどうしているんですか」と伺った。すると昼間はお母さんは疲れて果てて寝ているということであった。「で、そのとき赤ちゃんは？」と尋ねたところ、赤ちゃんもお母さんの隣で寝ている、とのことであった。

　これでは、夜になったからといって眠るはずはない。昼間眠っていて、また夜にも寝ようとしてもそれは無理だ。

　「お母さん、悪いんだけれど、昼間公園につれていってあげて」と話した。もちろんはじめはぎょっとされてしまったが、いろいろとお話しさせていただきわかっていただいた。

　そして3週間後。「夜寝てくれるようになりました」と、お母さん。多少お疲れの様子ではあったが、晴れ晴れとした表情で外来にいらしてくださった。

　夜泣きというと、どうしても眠らせることばかりに頭がいってしまいがちだが、昼間動くことが眠るための基本だという当たり前のことをわかっていただく必要がある。そしてさらに言うなら、朝起きたときから、規則的な食事も含め、生活のすべてがその夜に寝るための準備なのだ。寝る準備は朝起きたときから始まっているのだ。ヒトは寝て食べてはじめて活動できる動物だ。寝ないで食べないで活動しようとしてもできるわけが無い。逆にしっかり寝て、しっかり食べれば活動できるし、しっかり寝てしっかり活動すればおなかも空いてくるし、しっかり食べて、しっかり体を動かせばよく眠れるのだ。寝ること、食べること、活動することの3つは非常に密接に関係していることを是非知って確認していただきたい。

　なおこのお母さんには、お子さんが早寝になったことで、ご夫婦の時間がゆっくりと取れるようになったと、お子さんの昼間の活動の思わぬ効用も教えていただいた。

③1歳6ヵ月、女児、主訴：眠らない

　1歳6ヵ月のお嬢さんが眠らない、夜中に何度も目が覚めるとの訴えで、疲れ果てたお母さんが外来に見えた。

　「この子は生まれてからこのかた、1時間以上続けて寝たことがありません。」確かに夜中に何回も目を覚ますようであった。そして元気に遊びだしてしまうとのことだ。お父様も大変協力的なようで、外遊びもたくさんしているとのことであった。いろいろと話を伺ったが、どうにも原因が良くわからず、外来での時間も25分を過ぎたにもかかわらず筆者も原因を特定できずにいたところ、お母さんがふとおっしゃった。「夜中に大好きなバナナを手にすると、

それを食べ終わるまで横にもならないんです。」そこで伺った。

「夕飯は？」この質問をきっかけにお母さんの別の悩みが明らかになった。

「この子は好き嫌いが激しいんです。」「好きなものでないと食べないんです。」

「夕飯はどうしているの？」「この子が欲しがるときに好きなものをあげるんです。だからこの子の好きなものをたくさん作っておくんです。」

「一緒に食べないの？」「そんなことできません。」

「お母さんはいつ食べるの？」「お父さんが帰ってから一緒に食べます。」

「そのときお嬢さんは？」「横でテレビ見てます。」

「一緒に食べないの？」「食べません。」

「何かお父さんとお母さんが食べているものを分けてあげないの？」「あげません。欲しがらないし。」

　ある新聞記事に「食事をおいしくする最高の手立ては空腹。食べたいものを我慢して、おなかを空かして食べれば何でもとってもおいしいはずです。」とあった。夜中に目を覚ますということで外来にいらしたお嬢さんの問題点はどうも「食」にあるようであった。このお母さんは、お嬢さんの好き嫌いが激しいことを大変気にし、「食」へのこだわりがいつの間にかとても大きくなってしまっていたのであろう。そこでお嬢さんが「食べたい」というとすぐさま食べたいものを差し出す、という形でお嬢さんに食事を与えていたわけだ。このお嬢さんには「食卓」の経験がなく、食事を楽しむ経験がなかったのだ。お嬢さんには好き嫌いがあるとお母さんは信じきっていた。だから食べてくれるときには、時間も場面も関係なく食べさせてしまっていたのだった。それが特別メニューのお子さんのためだけの夕飯であり、夜中のバナナだ。けじめはなかった。もちろん我慢して空腹になる経験もこのお嬢さんにはまだなかったのであろう。おなかが空いてはじめて食べ物はおいしくなるのだ。おなかが空いた経験のないこのお嬢さんは、おそらくは食事をおいしいと思った経験もそれまではなかったのであろう。

　そこでお伝えした。

「食卓を囲んで、食事を楽しむようにしてみてはどうですか？」「特別に作ることはないですよ、食事の時間を決め、お父さんお母さんが召し上がっているものをお嬢さんに差し上げればいいと思いますよ。まずは一緒に食卓を囲み、一緒に話をしながら食べてください。ただテレビを見ながらはダメですよ。」

　1ヵ月後。お母さんはものすごいがんばりやさんであった。食事をきちんと3回にし、なるべく家族3人で食卓を囲むようにし、朝は7時に起こすことにしたのだそうだ。むろんお嬢さんは夜はぐっすりと眠ってくれるようになっていた。うっかり聞き漏らしてしまったが、きっとウンチも毎日朝出ているに違いない。

　本来夜行性でエサは夜しか食べないネズミでも、実験動物として飼って、エサを昼にしか与えないようにしておくと、本来は寝ているはずの昼間に動き出してエサ探しをするようになる。

「腹時計」だ。つまり食事情報は、その生物が本来持っている習性を逆転させてしまうほど強い力を持っているわけだ。そしてこのような食事の生活リズムへの作用を担っている脳部位も最近解明された。「慣れ」と考えられていた「腹時計」には、その背景に脳の働きがあったわけである。「寝ない」ときは食についてもチェックすることが重要である。

④6歳、男児、主訴：寝ない（母親の訴え）

　なかなか寝ないとの母親の訴えで男の子が受診した。身体所見に異常は認めなかったが、どことなくオドオドとして態度に自信のない小学1年生だった。受け答えに際しても常に母を振り返っていた。

　7時起床。朝の目覚めは悪くはなく、朝食をとり、7：45に家を出る。学校では元気に過ごし、給食もよく食べている。しかししばしば友達といさかいを起こすことを母親は気にしている。帰宅後も塾通い等はなく、18：30夕食。入浴後、20時には就床。母親も脇に横になり、部屋も真っ暗にするが、息子さんがなかなか寝ない、との訴えである。

　母親は友達とのいさかいを非常に気にしており、これが睡眠不足にもとづくイライラがつのっての行動ではないかと、心配されていた。そこでしっかり睡眠時間をとらせようとの思いからの20時、真っ暗な部屋での母親と一緒の就床であった。

　母親に伝えた。これでは眠ることが苦痛になるのではないかと。眠りは楽しいもの、と感じることで、入眠困難の多くは解消するのではないだろうか？　入眠がつらいものであっては、なかなか寝付くことが難しいのはある意味当然ではないだろうか？　母親の対応は不適切な睡眠衛生だが、息子さんが不適切な睡眠衛生の結果、睡眠不足に陥っているという確証は得られていない。母親に対し睡眠衛生の基本をお伝えした。

⑤9歳、男児、主訴：おねしょを直したい（参考文献3に既出）

　小学校4年生の男の子が「秋に学校で2泊のお泊り会が予定されている。何とかおねしょを直したい」という主訴で母親とともに来院した。

　身体所見では扁桃腺がやや大きかった以外には、特に異常な点は見当たらなかった。尿所見にも異常はなかった。夜尿はこれまでもずっと続いており、今も毎晩オムツをしていること、母親には小学校4年生頃まで夜尿があったが、父親には夜尿の経験はないこと、学校では活発でリーダー的存在であることがわかった。母親の希望としては「薬で何とかして欲しい」ということであった。

　ここで彼（K君）自身の治療への意欲を確認したところ、しばらくじっとうつむいて考えた後、しっかりと顔を上げて「うん、直したい」と強い意志を示してくれた。これはとても重要な点で筆者は内心ほっとした。そこで母親に3つの点をお願いした。①オムツはやめること。②寝入って2～3時間後に起こしてトイレにつれてゆくこと。③睡眠時無呼吸がないかどうか、

睡眠中の呼吸の様子を見ること。またK君には、眠る前に「2時間後におしっこに起きます」と枕をたたきながら10回呪文を唱えることを約束をしてもらった。

　1ヵ月後。深夜0時に起こす前すでに遺尿が生じていたことが2回、夜中に排尿誘導したものの朝方に遺尿を認めたことが15回あったが、遺尿なしの夜が7回あった。また深夜に自ら覚醒し排尿した晩も1回あったそうである。これまで"おねしょなし"の経験はまったくなかったので、家族中大喜びで自信もついたようであった。そこで、「うまくいった時にはおおいに褒めてあげて、その上で何がよかったのかよく考えてください」とお願いし、2回目の診察は簡単に終わった。なお眠っている間に、睡眠呼吸障害を推測させるいびきや苦しそうな呼吸や、呼吸停止はないとのことであった。K君には扁桃腺の軽度の肥大があったので、念のため、確認してもらったわけだが、睡眠時無呼吸の心配はないと考えた。

　さらに1ヵ月後。週に2～3回は自然覚醒して排尿が可能になった。そのままうまくいく日もあるが、明け方に遺尿を生じる日も約半分ほどあるとのことであった。その原因について話を聞いている時に、K君がふと「お父さんが怖いんだもん」と小声で言った。おねしょの経験のない父親にとっては"おねしょ"をすることが信じられないし、理解ができないのであろう。話を聞くと、どうも、おねしょをした日には、叱られてしまうのだそうである。父親にしてみれば思わず「またやったのか」と言ってしまうのだろうが、おねしょを叱っても本人の負担になるばかりで、治療効果はまったくない。逆効果である。そこで一度父親に直接話をさせてもらうことをお願いして、3回目の診察を終えた。

　1週間後に父親が一人で外来を訪れてくださった。「"おねしょ"を叱ってもだめだとはわかっていてもついつい、いらいらして怒ってしまう」と父親はとても素直に気持ちを話してくれた。"おねしょ"の本当の原因がわかっていない現時点では、特効薬をすぐには渡せる状況にない現在の医学水準について話をしながら、「皆で支えて、本人に自信を持ってもらうことで"おねしょ"の克服を目指す」という共通の目標の達成に父親も全面的に協力する、ということの確認ができた。なおこの1週間の遺尿は1回だけだったそうである。

　K君も父親への気持ちを口にすることができて、気持ちが楽になったのだろう。2ヵ月後に来診した時には遺尿は月2回のみとなった。さらに宿泊学習前までの2ヵ月間のおねしょは2回だけであった。多少不安はあったようであるが、励まして参加した宿泊学習ではおねしょ仲間3人と誘い合って夜中に起きて皆うまくいったそうである。それからはもう本人も「自信がついた」と、診察室でも堂々としたものであった。

　K君の場合、年齢的にも自然治癒の年齢であるし、ご本人の治したい気持ちと、ご家族のサポート体制、それに宿泊学習での学校の好意的な対応など、さまざまな事項がうまく絡み合った結果、良好な治療過程が得られたのであろう。

⑥ 10歳、男児、主訴：夜眠らない

　夜になっても眠らないという主訴で、知的障害のある小学生T君が外来を受診した。
　T君は大柄だった。力もありそうだ。そんなT君が夜になってもいつまでも起きている。寝かせようとしても大柄なT君はご家族の制止を振り切って布団から出てしまう。しかし朝は学校があるということでご家族は必死に起こし、本人も何とか登校する。学校の先生からの情報では、「学校では特に問題なく元気にいい子で過ごしています」ということであった。こんな状態が年余におよびご家族は疲れ果て、筆者の外来に見えた。筆者は睡眠衛生を確認したが、T君に問題点は見当たらないと判断した。筆者もやむを得ず何種類か薬剤を処方したが、T君の様子に大きな変化はなく、いつしかご家族のご苦労を伺うばかりの外来となった。そんな時たまたま空きのあったデイサービスにT君は1日参加した。ほとんど1対1での濃厚な接触と活動であった。その日T君は、夜グッスリと眠った。
　ご家族は学校を尋ねた。T君のクラスは8人で先生は2人。ただそのほかの生徒さんはT君とは異なりおとなしいタイプの子どもたちだった。T君は学校では先生とも距離を保ち、静かに過ごしていたという。つまりT君の夜の不眠の原因の1つに昼間の活動量に問題があったのであろうと想像がつく。T君にふさわしい昼間の活動量を保証することが、T君の夜の眠りには必要だったのであろう。振り返れば、もっと早く学校でのT君の実際の様子について情報を得ることができればよかったのであろう。どこまで真剣に、薬剤以外の解決を求める努力をしたのかと自問した。筆者はついつい安易な方向―薬剤の処方―に走り、しかもその処方によってもあまりよい結果は得られていないのに、それでよしとしてしまっていたわけで、大いに反省させられた。寝るための準備は朝の起床時から始まっている、をあらためて考えさせられた、不適切な睡眠衛生の患者さんであった。

⑦ 10歳、女児、主訴：夜なかなか眠れない

　小学校5年生の女児が夜眠れないことを主訴に来院した。眠りに関する入門書を熟読してきており、睡眠表も付けてきていた。昼夜逆転が持続していることが明らかであった。ただし逆転したきっかけは、学校での友人関係であった。そして「時間療法」を行いたいと自ら申し出た。
　身体所見、脳波、頭部CTに明らかな異常はなく、養育者である母親（父親とは別居中）と本人に時間療法は決して簡便な治療法ではないことをくり返し説明したが、時間療法実施に強い意欲を示したため、日に2～3時間ずつ起床時刻と就床時刻を後退させる方法を指示、時間療法に踏み切った。
　5時就床、14時起床のリズムを22時就床6時起床のリズムに1週間かかって変更、その後も22～1時就床、6～8時起床のリズムを保つことができた。ただし登校は困難で、昼間は自宅学習を続けていた。夏休み中などに多少リズムが遅れることはあったが中学入学後もリズム

変調を認めなかった。

　ところが14歳時、夏休みの後半から3時就床、12時起床のリズムになったと訴えてきた。カウンセラーから授業に出てみる？　といわれたことがきっかけ、と本人は言っていた。そして自ら再び時間療法を申し出、2週間でリズム正常化に成功した。その後両親の離婚が正式決定する前後にみたび生活リズムの乱れが生じた。本人は今度も時間療法を希望したが、リズム改善後の目標が明らかでないこと、時間療法そのものが目的になっているのではないかを指摘、強い調子で何のための時間療法か？　を問いかけた。

　その後ご家族でも十分に話をして頂き、普通高校進学という目標を設定、次の外来受診に際してはその旨を告げてくれた。リズムは正常化していた。

　この患者さんはその後定時制高校に進学したが、高2から電車に乗ることができなくなってしまい、通学が困難になった。特定の恐怖、状況型と診断し、現在精神科医のもとで加療が続けられている。

　概日リズム異常の背景に精神疾患が存在していた可能性を否定しがたい患者さんである。

⑧ 13歳、女子、主訴：授業中に良く寝てしまう

　身長161cm、体重90kgと肥満があり、当初睡眠時無呼吸症候群を疑われて他院で終夜睡眠ポリグラフィーを施行されたが、睡眠時無呼吸症候群は否定された。入眠時レム睡眠も認めていない。3、5、6時間目によく眠くなり、試験中にも寝てしまったとのことで、ご本人も授業中に眠くなるのを抑えたい、と強く希望しての外来受診であった。身体所見では肥満以外に問題はなく、血圧も正常であった。

　朝は6：30に起床、朝食をとり、7時には家を出る。自転車、電車、バスを乗り継いで8時には学校に到着する。週2回は塾、1回はクラブ活動がある。0時就床を目指しているが、実際には就床後も携帯電話をかなりの時間操作している。これまでの経験からご本人が自ら、8時間寝ると大丈夫、早く寝ると起きていられる、とおっしゃっており、睡眠不足症候群を疑った。

　0時就寝を目指すとは言うものの、実行できずにいたが、学校で校則に反して使用していた携帯電話を取り上げられた後、昼間の眠気は消失した。不適切な睡眠衛生による不眠がもたらした睡眠不足症候群と考えた。

⑨ 14歳、男子、主訴：昼間眠くなる

　昼間の眠気を主訴に筆者のもとに来院したのは14歳時だが、小学校3年生になる春休みから突然、夜きちんと寝ていても昼間に眠くなるようになったとのことであった。小学校2年以前は昼寝はまったくしなかったが、3年以降は学校で眠り、帰宅後眠り、夕飯後も眠るようになったという。その頃から大笑いのあと力が抜けて「へろっ」となったり、はしゃぐと横なって「くねくね」したという。

次第に眠気への対応に慣れ、自己調節ができるようになり、たとえば運動前に眠ることで運動中の眠気軽減を実現できてはいる。また最近は眠気の程度も多少改善している印象があるとのことであった。しかし自転車通学中に眠くなることは最近もあるという。中学3年の現在学校では5～6時間目に30分ほど眠り、サッカー部活動（フォワード）をこなしている。帰宅後1時間眠り、就床は0時過ぎで寝つきはよくなく、夜中に2～3度起き、起床は7：30、午前中も授業中30分ほど居眠りするという。居眠りの時にはよく夢を見るという。

　脳波では入眠時レム睡眠を認め、頭部MRIに異常はなかったが、秋田大学精神科に依頼して測定した髄液オレキシン濃度は感度以下であった。ナルコレプシーと診断、モダフィニールを開始した（2錠（1錠100mg）を朝昼2回に分けて服用）。

　投薬開始後は昼間の眠気の程度が減少したが、午後1～3時には現在でも眠くなるという。ただし部活動は続けており、その最中に居眠りすることはない。就床0：30、起床6：00の生活で、夜間の中途覚醒はなくなった。ただし早く寝ると眠気は少ないとも話しており、睡眠不足の要素も大いにある旨は伝え、薬さえ飲めば言いというわけではなく、睡眠時間確保を工夫し、睡眠不足にならないよう生活習慣を絶えず見直すよう伝えている。

⑩ 14歳、女児、主訴：授業中の居眠り

　中学3年生。中学入学後授業中の居眠りが増え、中3になり教師からも指摘されるようになり受診。

　162cm、60kg。身体所見に異常なし。

　7時起床、朝食をとり7：40に家を出て徒歩で学校に到着。給食も摂取。16時前には学校を出て、16：30帰宅。昼寝をし、その後翌日の準備など。20時夕食。その後テレビ、パソコン。23時入浴、0時就床。いびきはない。学校で居眠りをするのは時間帯ではなく数学と国語の時間。試験中の居眠りはない。小学校では居眠りをしていると男子にいじめられたので寝なかったが、中学ではいじめられなくなり安心して寝てしまうと本人。

　寝てしまうことが授業科目に依存しており、ナルコレプシーとは考えにくい印象を持った。睡眠衛生の基本をお話し、夜間の光環境への配慮をお伝えし、効率的な時間の使い方を考えては？　ともお伝えした。2週間後の外来までの間に午前中の居眠りは3回のみで、22：30就床、7時起床を目標としているとのことであった。1ヵ月後には授業中の居眠りはなくなった。ただし下校後15分居眠りをし、23時就床、7時起床を実践。学校でも「よく起きてるね」と指摘され「内申が上がりそう」と本人も嬉しそうであった。

　不適切な睡眠衛生、あるいは比較的必要な睡眠時間が多めであることによる睡眠不足症候群で、周囲の働きかけが本人のモチベーションを高めることに効果的に作用した患者さんと考えている。

⑪ 17歳、男子、主訴：朝起きることができない

　高校2年になったばかりの4月に「朝起きることができない」を主訴に外来を受診した。高1の秋から特にきっかけなく朝起きることが難しくなったと言う。0時に就床し、20時間寝てしまうときもあったという。そのような際には起床後、夜中に食事を2度取ることもあるという。最近は1〜2時に就床、7：30〜8時に起床、朝食をとった後登校している。学校では眠気はなく、部活（バスケット部）もこなしている。夕食後も勉強はせずに、22〜24時に就床している。日曜は寝ている事が多いが、午後部活のあるときには出かけている。成績は良くないがやれば…、と言っていた。電車通学だが寝過ごした経験はない。

　身体所見に明らかな異常はなかったが、全体的に覇気の感じられない点が気になった。睡眠表（図b）をつけていただいたところ、生活リズムは不規則で、0時前の時間帯は起きていることが多かった。脳波、頭部MRIに異常はなかった。不適切な睡眠衛生の可能性を考え、時間をかけて説明をした。そして不眠でつらい場合には、心配しないで服用するようにとゾルピデムも処方した。眠れないと悩む場合には、効果があるなら睡眠導入剤使用も悪くはない選択肢だと説明した。

　その結果、朝食と夕食の規則性を心がけ、パソコンを夜はやらないようにし、早く寝るようにしたようだ。そして早く寝ると朝起きることができると実感したようだ。この実感が功を奏したのであろう、朝の起床困難はほとんどなくなった。ただ週末や試験後には朝寝坊や早寝で睡眠不足を取り返しているような感はある。結局ゾルピデムも服用はしなかったとのことだ。比較的必要な睡眠時間が多い方での不適切な睡眠衛生と考えた。覇気のなさも認めなくなった。

　二学期開始に際して多少乱れかけた生活習慣も大きな乱れとはならず、12月になっても0時前に寝るように心がけ、朝は6：30〜7：00に自分で起きているとのことであった。外来での受け答えの中では明らかにできなかった不適切な睡眠衛生につながる生活習慣（夜間のパソコンなど）に自ら気づき、生活リズムの乱れを最小限に食い止めることができた患者さんであった。

　なおこの患者さんではご本人がしっかりと理屈を理解したうえで、早起きを実行できた。しかし必ずしもこのような例ばかりではない。夜ふかし早起きでは睡眠不足が深刻になることは自明の理だ。筆者も何が何でも「早起きから」と杓子定規に唱えるつもりはない。必要な場合にはこの例にも処方したとおり、超短時間作用型の睡眠導入剤を使用することは特に思春期の例では躊躇すべきではないと考えている。

　また筆者はこのような患者さんに対し基本的に指導はしない。睡眠衛生の基本をお伝えするのみだ。価値観や生活習慣が多様化している現在、医療者の指導が必ずしも受け入れられるとは限らない。筆者にアドバイスはできるが、患者さんの生活すべてを引き受けることはできない。細かいことは患者さん自身が考え、工夫し、自らの経験を元に、自らの体調が良好な状態をもたらす生活習慣を見出していただくしかないと考えている。ご批判もあろうがこれが筆者の基本姿勢だ。

92　VI．症例提示

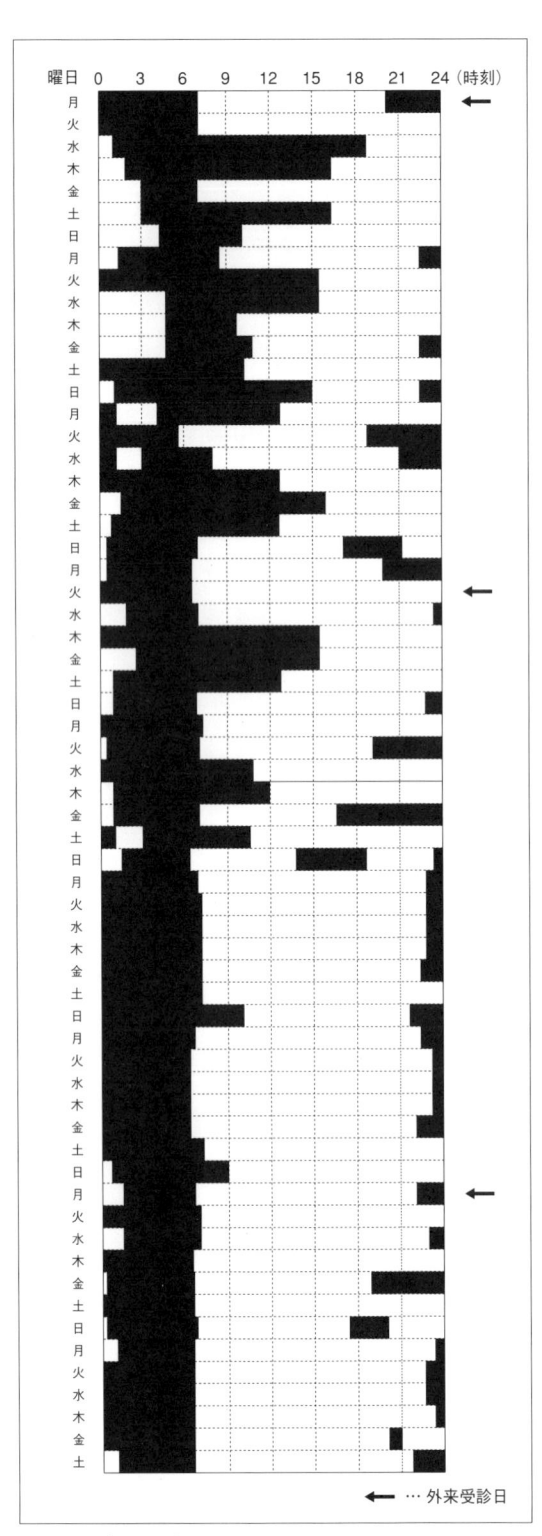

図b　睡眠日誌

⑫ 19歳、女性、主訴：眠れない

　1年前の悲しい出来事の後眠れなくなったとのこと。高卒で就職、実家から通勤、5：30起床。2時間、立っての通勤。午前中は立ち仕事。午後からはパソコンでの仕事。午後は眠くなる。多少居眠りもできる。居眠り後は多少すっきりする。23時には就床しようとするが、心配事が出てきてしまう。休日の朝は4時ころ目が覚めるが、このまま目が覚めないほうが良かったと感じたりすることもある。休日はジムに出かけている。身体所見に異常なし。精神生理性不眠と考え、また神経症的な要素もあると考えブロチゾラムを処方した。

　2週間後の受診では、ブロチゾラムが4～5日で効かなくなったと訴え、仕事は任せられているので休みにくいとおっしゃった。仕事場での様子を伺ったところ仲間からの信頼も厚いようで、神経症的な要素は少ないのであろうと判断、クロチアゼパムを処方した。

　2週間後は旅行をして気分転換して眠れるようになった、と明るい表情で受診するも、心配事があるとほのめかすようになる。

　2週間後の4回目の受診では昼以降眠気が強くなったと訴えたので服薬の減量を指示したところ、1週間後に来院、2～3時間しか眠れない、身体がだるいとの訴えがあった。

　この時期、不正出血を主訴に受診していた産婦人科女医に「恋愛相談をしたい」と訴えてもいたが、同時に病院に「眠れない」「死にたい」「担当医と話がしたい」などの電話が入るようになった。そこで精神科医とも相談の上、「死にたい」云々については専門医での診療を勧めることとした。当初は「診てくれないのですか」という強い調子の抗議も合ったが、数回の予約診療時間にも「仕事が忙しい」との理由で受診されず、予約以外の時間は診療は困難とお伝えしたところ連絡が入らなくなった。

　当初の「このまま目が覚めないほうが良かったと感じたりすることもある」「仕事は任せられているので休みにくい」などの発言から背景にある精神的な問題にもう少し初期段階から配慮すべきであったと反省した患者さんである。なお精神科医からはこのような場合、医師を特定した紹介状は書かないよう指導を受けた。これは医師患者関係には個別の相性があり、あらかじめ決めることで過剰な期待が被紹介医師に寄せられる場合を危惧してとのことであった。

おわりに

　夜ふかしの項が量的に多くなったが、子どもの眠りを語る際にこの項は避けては通れない項目であることを改めて実感した。「Biolgical clock-oriented lifestyle（生体時計を考慮した生き方）の提唱」、「禁酒禁煙禁宵っ張り」が筆者の最近の主張だが、本書を読んでいただいた先生方には筆者の主張内容が理解していただけるものと信じている。

　第一線の臨床現場で眠りの悩みへの対応を迫られる、総合診療医、家庭医の先生方の診療の一助に本書が多少ともなれば、それは筆者の望外の喜びだ。

　最後になったが、本書を企画し、刊行にこぎつくまで、根気強く見守ってくださった新興医学出版社服部秀夫および林峰子社長に感謝する。

参考文献

1. 神山潤：眠りの科学と子どもの眠り①〜⑤。小児科臨床 58、2005、239-245、441-447、909-915、1101-1107、1611-1618
2. 神山潤：「夜ふかし」の脳科学。中公新書ラクレ 194、2005
3. 神山潤：睡眠の生理と臨床　改訂二版。診断と治療社、2008
4. 神山潤：小児期（千葉茂、本間研一編著：サーカディアンリズム睡眠障害の臨床）、新興医学出版 2003、81-103
5. Kohyama J（2005）: Sleep medicine in pediatric neurology. In : Panteliadis CP, Korinthenberg R, eds, Paediatric neurology theory and practice, Georg Thieme Verlag, Stuttgart, pp.135-150.

索　引

英字

ALTE（apparent life-threatening event）	46
Angelman 症候群	46
ACTH	71
asynchronization	80
burnout	78
cyclic alternating pattern（CAP）	26
Child Behavior Check List；CBCL	53
FDA	38
flip-flop 回路仮説	6, 8
GABA	2
GABA-グルタメート仮説	8
gross movements	22
Hering-Breuer 反射	32
International classification of sleep disorders second edition（ICSD-2）	29
jitteriness	40
KaiC	4
Kleine-Levin 症候群	34
LHA	1
localized movements	23
Lennox 症候群	45
MnPN	2
Night eating syndrome	68
Per1 遺伝子	4
Phasic inhibition	25
Panayiotopoulos 症候群	45
REM storms	25
Rett 症候群	46
SCN	3, 7
SOREMP	19
sudden infant death syndrome; SIDS	45
Smith-Magenis 症候群	46
tracé alternant	18
twitch movements	23
VLPO	1, 2
West 症候群	45
Yonaki	43
β ブロッカー	46

あ

アクチグラフ	19, 53, 63, 72, 73
悪夢	37
朝型	47
朝の光	13
アセチルコリン	3
アデノイド扁桃腺肥大	32
アデノイド扁桃摘除術	32
アフリカ睡眠病	3
アミン系	22
アミン-コリン仮説	8
アルツハイマー病	61
いびき	40
インスリン	68
ウリジン	8
運動不足	61, 80
塩酸クロミプラミン	34
オレキシン	2, 33, 67, 90

か

外的脱同調	60
概日リズム	3
概日リズム異常	34, 89
外背側被蓋核	1
顎顔面形態	32
覚醒系	7
覚醒障害	19, 35
覚醒中枢	1
覚醒反応	23, 26
下肢静止不能症候群	38
家族性致死性不眠症	61
カタプレキシー	33
活動量測定	17
過眠症	20
ガラニン	2
簡易呼吸モニター	17
緩徐な眼球運動	18
脚橋被蓋核	1
急速眼球運動	6, 21
起立性調節障害	78
筋活動制御	21
グレリン	9, 67, 80
クロナゼパム	37
交感神経	5
抗コリン剤	38

高次脳機能	32	失同調	80	睡眠中枢	1, 7
抗重力筋	6	自閉症	46	睡眠導入剤	66, 91
高照度療法	34	嗜眠性脳炎	1	睡眠日誌	13, 17, 19, 57
交代性パターン	18	社会的環境	13	睡眠不足	61, 69, 80
行動性睡眠不足症候群	34	周期性四肢運動異常症	39	睡眠不足症候群	90
抗利尿ホルモン	38	自由継続型	34	睡眠物質	8
呼吸中枢の未熟性	32	就床時刻	54, 69	睡眠紡錘波	6, 18
子どもの早起きをすすめる会	76	重水	4	睡眠ポリグラフィー	17
		上行性網様体賦活系	3	生体時計	13, 60, 69
コリック	43	常染色体優性夜間前頭葉てんかん	45	生体リズムチェックリスト	73, 74
コリン	2	小児の行動性不眠症	29, 69	成長ホルモン	5, 9, 80
コリン系	22	食事	13	青斑核	1
コルチコステロイド	5, 71	食道内圧	19	セロトニン	2, 3, 22, 29, 59, 62, 64, 65
		食欲抑制	9	前脳基底部	3
さ		徐波睡眠	6, 9, 18	早産児	32
サイトカイン	9	睡眠衛生	64	相動的な抑制	25
錯乱性覚醒	36	睡眠覚醒リズム	19, 20, 45, 57	相動的抑制係数	23
酸化型グルタチオン	8	睡眠関連運動異常症	19, 20, 38		
三角形模写	57	睡眠関連歯ぎしり	39	**た**	
三環系抗うつ剤	38	睡眠関連律動性運動異常症	39	体温	5
残業	69, 70	睡眠経過図	18	対人関係のスキル	67
酸素飽和度測定	17	睡眠呼吸異常症	32	体動	22, 26
シエスタ	49	睡眠時間	14, 54, 69	耐糖能	61
視覚障害者	35	睡眠時驚愕症	36	大脳基底核	23
時間療法	88	睡眠時ひきつけ	40	脱力発作	33
視交叉上核	3	睡眠時無呼吸	19, 37	短時間睡眠者	40, 42
時差ぼけ	60, 61	睡眠周期	18	注意欠陥多動性障害	46
視床下部外側部	1	睡眠時遊行症	36	中心中側頭部に棘波を示す良性小児てんかん	45
視床下部後部	1	睡眠障害	78		
視床下部前部	1	睡眠随伴症	19, 20, 35	中枢性睡眠時無呼吸	32
持続的抑制係数	23	睡眠相後退型	34	長時間睡眠者	40, 42
持続陽圧呼吸	32	睡眠相前進型	34		
しつけ不足型	29	睡眠段階の比率	20		

腸重積	45			ムリサイド	62
朝食	66, 68	**は**		明晰夢	10
ツェツェバエ	3	背内側核	5	メチルフェニデート	34
低セロトニン症候群	62, 80	発達障害	46	メディア	29, 65, 79, 80
てんかん	19	発熱	9	メラトニン	5, 29, 34, 46, 59, 60, 64, 65, 78
転換性障害	45	早起き	63, 71		
点頭てんかん	45	腹時計	86	メラトニンシャワー	5
同調作用	13	ヒスタミン	2, 3	モダフィニール	34
ドーパミン	2	ヒステリー	45		
ドーパミンアゴニスト	39	ビタミン B_{12}	34	**や**	
時計遺伝子	3, 35	必要な睡眠時間	15		
		ビデオ撮影	17	夜食	68
な		肥満	61, 68	夜食症候群	68
		病家須知	81	夜尿症	38
内側視索前野	2	昼寝	13, 49	夢	10
内的脱同調	60, 80	フェリチン	39	抑うつ傾向	78
ナルコレプシー	2, 33, 90	不規則睡眠覚醒型	34	夜泣き	43
日本人の睡眠時間	41	副交感神経	5	夜ふかし	49, 61
乳児期の良性睡眠時ミオクローヌス	40	腹側外側視索前野	1	夜ふかし朝寝坊	63
		不適切な睡眠衛生	29, 34, 86, 88, 90	夜ふかし早起き	65
乳児突然死症候群	45			夜型	47
乳頭結節核	1	不眠症	20, 29		
入眠儀式	29	フリーラン	13	**ら**	
入眠時関連型	29	プリオン病	61		
入眠時幻覚	33	プロスタグランジン D_2	3, 8	リン酸化	4
入眠時レム睡眠	19	閉塞性睡眠時無呼吸症候群	32	レストレスレッグズ症候群	38, 46
入眠麻痺	33			レプチン	67, 80
寝言	40	片側半球の徐波睡眠	10	レムあらし	25
寝ない子	65	縫線核	1	レム睡眠	6, 7, 8, 9, 13, 44
寝不足	71			レム睡眠行動異常症	37
ノルアドレナリン	2, 3	**ま**		レム睡眠量の低下	20
ノンレム睡眠	6, 7, 8			労働生産性	70
ノンレム睡眠期中に頤筋の筋緊張が消失する割合	22, 62	慢性疲労症候群	61, 78	ロープ理論	21
		むずむず脚症候群	38		

著者略歴

神山　潤（こうやま　じゅん）

昭和56年	東京医科歯科大学医学部医学科卒業、同附属病院小児科研修開始
平成2年	旭川医科大学生理学第二講座助手
平成4年	東京医科歯科大学小児科助手
平成7～10年	米国カルフォルニア大学ロサンゼルス校（UCLA）研究員
平成12年	東京医科歯科大学大学院助教授
平成16年4月	東京北社会保険病院副院長　現在に至る

専　攻：臨床睡眠医学

子どもの早起きをすすめる会（http://www.hayaoki.jp）発起人。

著書
『睡眠の生理と臨床』（診断と治療社）2003、2008（改訂版）
『サーカディアンリズム睡眠障害の臨床』（新興医学出版社　共著）2003
『子どもの睡眠』（芽ばえ社）2003
『眠りを奪われた子どもたち』（岩波ブックレット）2004
『夜ふかしの脳科学』（中公ラクレ新書）2005
『早起きは生きる力』（共著　晶文社）2007
『今すぐ始めよう！早起き早寝朝ごはん』（共著　少年写真新聞社）2007　他

ⓒ2008　　　　　　　　　　　　　　第1版発行　2008年6月20日

総合診療医のための「子どもの眠り」の基礎知識

（定価はカバーに表示してあります）

著　者　神山　潤
発行者　服部治夫
発行所　株式会社　新興医学出版社
〒113-0033　東京都文京区本郷6丁目26番8号
電話　03(3816)2853　　FAX　03(3816)2895

検印省略

印刷　株式会社　藤美社　　ISBN978-4-88002-680-0

- 本書およびCD-ROM（Drill）版の複製権・翻訳権・譲渡権・公衆送信権（送信可能化権を含む）は株式会社新興医学出版社が保有します。
- JCLS 〈(株)日本著作出版権管理システム委託出版物〉
  本書の無断複写は著作権法上での例外を除き禁じられています。複写される場合は，その都度事前に(株)日本著作出版権管理システム（電話03-3817-5670，FAX 03-3815-8199）の許諾を得てください。